Déjame ser la mujer que quiero ser

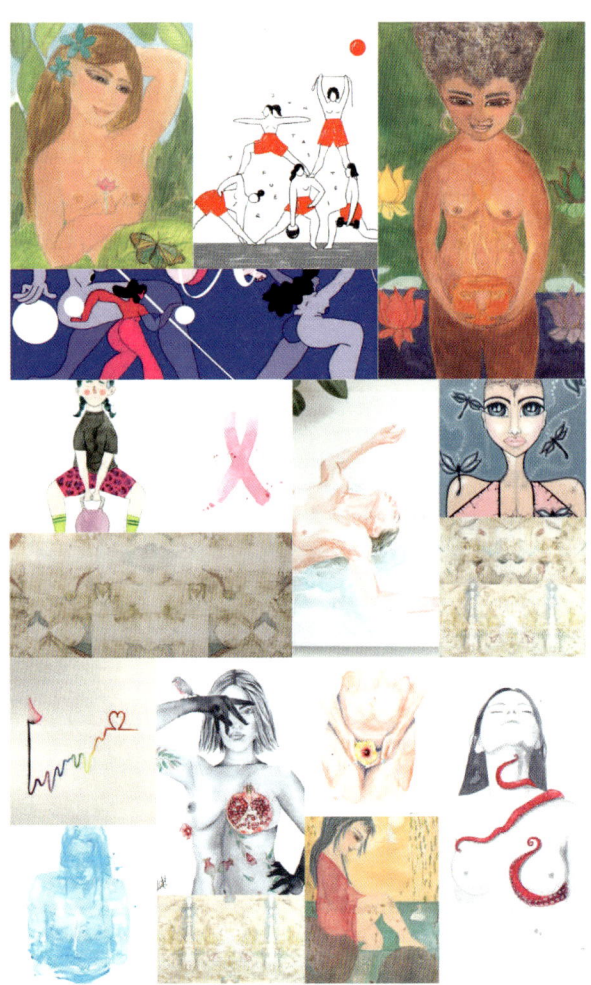

Déjame ser la mujer que quiero ser

Narrativas de mujeres sobre sus experiencias de cáncer, cuerpo y actividad física

María Esther Prados Megías
Antonia Irene Hernández Rodríguez
María Jesús Lirola Manzano
Cristina Cuenca Piqueras

edual

editorial
UNIVERSIDAD
DE ALMERÍA

Dedicado a todas las Mujeres de nuestras vidas y a todas las mujeres ancestrales que constelan la vida de otras Mujeres.

Una mención especial a las mujeres que han participado, colaborado y revisado este manuscrito y que generosamente han contribuido con sus historias de vida a esta investigación: María Antonia López, María Dolores López Castillo, Noelia Martínez Salmerón, Yolanda Parra Cuenca y Encarna Porlán Guillén.

Déjame ser la mujer que quiero ser.
Narrativas de mujeres sobre sus experiencias de cáncer, cuerpo y actividad física

© de los textos:
Sus autoras

© de la edición:
Editorial Universidad de Almería 2025

editorial@ual.es
www.ual.es/editorial

Telf: 950 015580
Isbn: 978-84-1351-383-6
Depósito legal: AL 6370-2025

Diseño y maquetación: Jesús C. Cassinello

Imprime: Escobar Impresores, S.L. – El Ejido (Almería)

Colaboran: LabCorpoEDuca-M, Unidad de Igualdad, Servicio de
Deportes, Departamento de Educación, Facultad de Ciencias de la
Educación, Proyecto Mariposa y Grupos de Investigación (ALPED,
GISA, HUM-760, Research Sport Group) y Centro de Estudio de las
Migraciones y de las Relaciones Interculturales (CEMyRI)

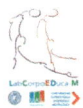
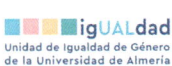

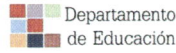
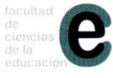
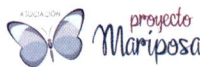

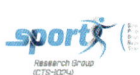
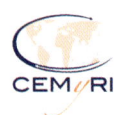

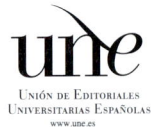

UNIÓN DE EDITORIALES
UNIVERSITARIAS ESPAÑOLAS
www.une.es

*Esta editorial es miembro de la UNE, lo que garantiza
la difusión y comercialización de sus publicaciones a
nivel nacional e internacional*

Contenido

Prólogo

Diana Jiménez Rodríguez[1]

Querida lectora, querido lector,

En este libro se aúnan la investigación rigurosa y la experiencia de vida con verdadero significado, ofreciendo una mirada humanizada sobre la experiencia de vivir un cáncer.

Estas líneas, que pronto comenzarás a descubrir, son un verdadero tributo al amor y al agradecimiento a la vida, están cargadas de grandes dosis de autocuidado y respeto por una misma y por el otro.

Se trata de una experiencia de cambio y transformación donde el ejercicio físico está muy presente, entendiendo éste como un motor para reencontrar al ser humano con su cuerpo y su esencia; donde el entrenamiento grupal entre iguales es un lugar de comprensión, apoyo y relación social.

Al final, se trata de reencontrarse con quién eres y quién quieres ser, porque cuando la muerte nos rodea se puede elegir vivir y queda patente en este libro que es una elección (sea esta vida por unos días, semanas, meses o años). La vida es un regalo que ninguno tenemos asegurado por lo que hay que exprimirla y saborear su jugo, compartiéndola con la familia, amistades, colegas de trabajo, es decir, nuestro entorno relacional más cercano.

Este libro nos aporta un ejemplo de fluir y seguir con los avatares que se nos presenten, hacer un proceso interno con el dolor y el sufrimiento para trascenderlo. Pero no desde un lugar fantasioso o mágico, como pensar que en un abrir y cerrar de ojos todo va a estar bien sino que nos expone la realidad, la importancia del permiso para sentir toda las emociones y senti-

---

1   Profesora Titular del Departamento de Enfermería, Fisioterapia y Medicina de la Universidad de Almería

mientos que se hagan presentes. Permiso para todo lo que necesites, a veces necesitamos vernos reflejadas, validadas, apoyadas, escuchadas.

Queridos lectores y lectoras, este libro va de eso, de mucha verdad y profundidad donde se capta de forma clara y directa lo que puede transitar una mujer con cáncer de mama.

Todo ello es gracias a las historias de mujeres que se han reconstruido tras la devastación. Además, refleja y recuerda nuestras pérdidas, donde si así se desea se puede aprender sobre honestidad y resiliencia.

La vivencia de una situación compleja en la vida lleva a la necesidad de transitar el dolor desde lo profundo. Se trata de un tsunami que todo lo arrasa. Y ahí se encuentra la persona con su gran sensación de soledad con el panorama delante de sus ojos donde la única salida es reconstruirse y transformar el dolor en amor, en entendimiento y paz para dicho proceso vital. Y cuando esto ocurre descubres que realmente nunca estuviste solo porque siempre hay alguien que sigue tus pasos.

Por último, estoy convencida que agradecerás que exista este libro porque no solo recorre la vivencia, sino que genera un ejemplo, un marco de entendimiento, un camino y una guía para esta y otras situaciones que vengan a nuestro encuentro.

vive, disfruta, escucha y ama,
que la senda del camino
será más llevadera.

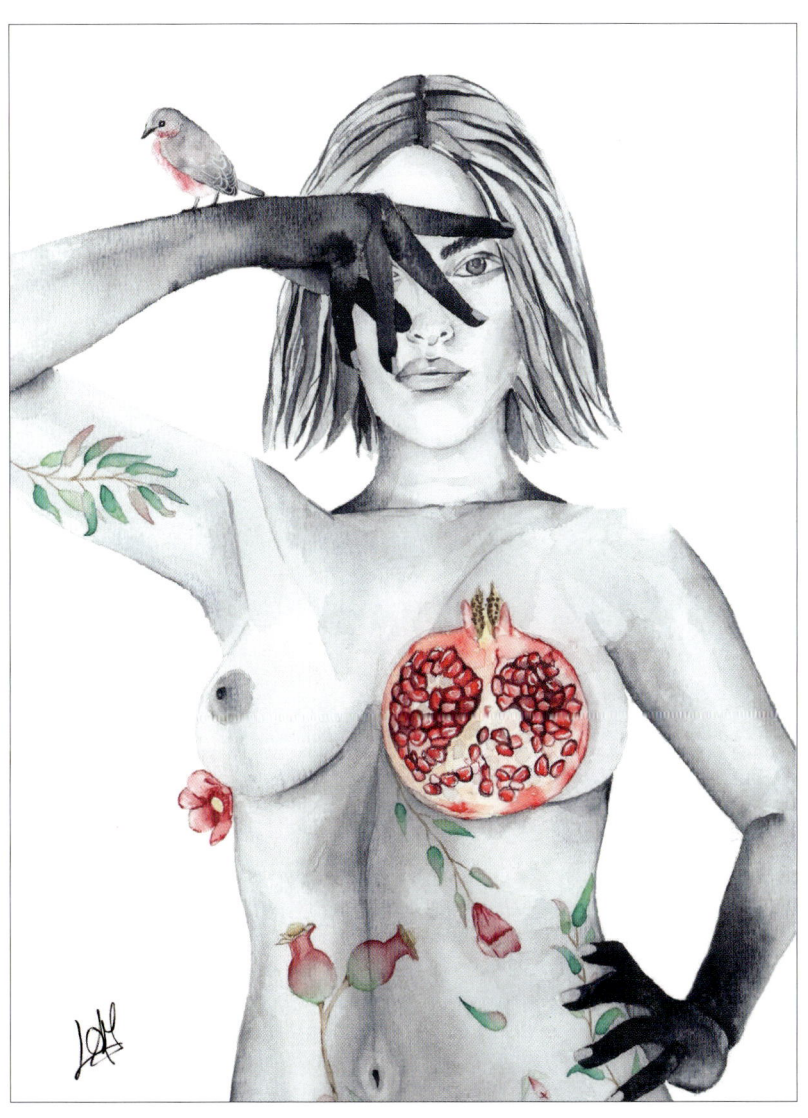

La Granaína
Lucy Miralles

Los comienzos.
Un proyecto generador de vida

El proyecto Efican (Programa de ejercicio físico para supervivientes de cáncer de mama), está realizado por el grupo de investigación Sport Research Group (UAL)[1] y financiado por el Patronato Municipal de Deportes de Almería y la OTRI (UAL). Se ha centrado, en sus primeras fases, en analizar la mejora física de las mujeres supervivientes de cáncer de mama tras doce semanas de ejercicios basados en la fuerza.

Este proyecto, en una segunda fase, se ha ampliado con un estudio cualitativo fundamentado desde el enfoque biográfico narrativo (Clandinin, 2013; Denzin y Lincoln, 2015; Prados-Megías y Rivas, 2017; Rivas y Cortés, 2013), mediante el uso de relatos biográficos y entrevistas en profundidad. En este proceso de investigación han participado cinco mujeres supervivientes de cáncer y tres monitoras deportivas, todas ellas participantes en el proyecto Efican. Se han realizado entrevistas individuales en profundidad a las cinco mujeres (Fontana y Frey, 2015), aunque más que entrevistas nos gusta llamarlas encuentros narrativos (Sánchez y Prados-Megías, 2023). Estos encuentros han sido espacios en los que se fragua una relación profunda, amable y

1   Soriano-Maldonado, A., Díez-Fernández, D., Esteban-Simón, A., Rodríguez-Pérez, M., Artés-Rodríguez, E., Casimiro-Artés, M.A., Moreno-Martos, H., Toro-de-Federico, A., Hachem-Salas, N., Bartholdy, C., Henriksen, M., y Casimiro-Andújar, A. (2023). Effects of a 12-week supervised resistance training program, combined with home-based physical activity, on physical fitness and quality of life in female breast cancer survivors: the EFICAN randomized controlled trial. *Journal of Cancer Survivorship, 17,* 1371-1385. https://doi.org/10.1007/s11764-022-01192-1.
    Nuestro especial agradecimiento a Antonio Casimiro Andújar. Sin su invitación a participar en este proyecto, generosidad y pasión por su trabajo, esta experiencia entre mujeres y de investigación no hubiese sido posible.

cuidadosa. También se han llevado a cabo entrevistas grupales o encuentros narrativos grupales con las mujeres y las monitoras que las han acompañado en el proyecto Efican, creando un espacio de sororidad y respeto hacia la experiencia individual y colectiva que cada una ha vivido. La sororidad, desde la perspectiva de Liedo (2022), implica confianza en los testimonios de cada una, la apelación a lo emocional desde el respeto a la intimidad, a los cuidados necesarios y a la vulnerabilidad compartida, posibilitando unión entre ellas por encima de sus diferencias. Todo ello como narrativa posible, no exenta de dificultades y problemáticas que permiten una soberanía de sus expresiones y experiencias como una acción de sororidad políticamente fructífera.

Traer al presente la memoria de la experiencia que las personas viven implica relatar todo aquello que contiene el sentir de las personas y los modos con los que se van tejiendo relaciones y vínculos (Rivera-Garretas, 2012). Al mismo tiempo, los relatos expresan las dificultades, obstáculos y resistencias con las que las mujeres afrontan su quehacer cotidiano en contextos complejos. La investigación con historias de vida evidencia la importancia de recuperar experiencias a partir de un proceso que implican intimidad, reflexividad, crítica y transformación (Hernández-Hernández y Sancho-Gil, 2020; Rivas-Flores et al., 2014; Sánchez y Prados-Megías, 2023).

Las voces de las mujeres ocupan el centro de la investigación porque son ellas mismas las que cuentan, desde su libertad, aquello que quieren y desean narrar. La investigación narrativa pone en valor la mirada y la voz de los sujetos al reconocer la experiencia vivida desde la subjetividad, es decir, la dimensión cambiante, en movimiento, de la que siempre está impregnada la vida, cualquier hecho o acontecimiento (Contreras y Manrique, 2021). Desde esta perspectiva, la comprensión de la experiencia narrada se transforma en conocimiento, en la medida que ayuda a situar el contexto en la que tienen lugar los hechos, los modos de actuar y las decisiones y actos que los acompañan (Leite-Méndez y Rivas-Flores, 2021). En este sentido, Braidotti (2004) nos ayuda a repensar las dinámicas, prácticas y políticas que rodean a la experiencia de vivir un cáncer de mama y el modo en que estas mujeres han hecho de este proceso un espacio para vivir de forma resiliente y ofrecerse a sí mismas otras prácticas más amables, respetuosos y creativas vinculadas a sus necesidades vitales, reales y de cuidado personal, así como, necesidades que van cambiando con el tiempo y en función de otros factores sociales, de género, culturales, familiares, afectivo sexuales, etc. (Burg et al., 2015; Capelán et al., 2017; Fernández, 2023; Hewitt et al., 2007; Runowicz et al., 2016).

La investigación biográfica narrativa aporta una perspectiva valiosa a la investigación. Crea espacios y ambientes en los que escuchar, conversar y dialogar con las personas. La voz que surge de la experiencia, del sentimiento, del pensamiento y que mana emoción nos hace comprender aquello por lo que las mujeres están pasando y viviendo en sus cuerpos, en sus vidas. Poder comprenderlas nos acerca a la realidad sufriente y, al mismo tiempo, esperanzadora que toda persona experimenta ante el dolor, la muerte, los sufrimientos, dudas y aciertos del proceso de la enfermedad. También sus esperanzas, deseos, sueños y esas ayudas, muchas veces inesperadas, que inexorablemente conviven cuando se tiene la experiencia del cáncer en la propia vida.

Aportar la mirada biográfica narrativa a la ciencia es una oportunidad para comprender que la investigación humaniza, se acerca a la cotidianidad de las personas y ayuda a plantear posibles caminos para la transformación de discursos y prácticas que a veces se encuentran alejados de lo que las personas necesitan. Leer y escuchar a estas mujeres puede acercarnos a la realidad cotidiana de tener un cáncer, dejar de estigmatizarlo, dignificar las relaciones humanas y generar esperanza y alegría en la vida de toda persona.

Empezamos una historia compartida
Cristina Cuenca Piqueras

Sigo pensando en la importancia de acordarme de todo lo pasado, de haber aprendido esa «lección» que el cáncer enseña, que el sufrimiento sirva para algo…

Hay personas que piensan que no he aceptado. Otras que no me doy descanso y debo pasar página. Hace tiempo que me importa poco lo que me digan.

Y en esa intención por sumar, por dar un significado al dolor, escribimos experiencias. Yo escribo, aunque pienso que quizá a nadie le sirva leer estas líneas deprimentes. Escritura terapéutica en la que saco fuera, grito y escupo lo que me ha tocado vivir.

Y, además, escupo agradecida porque sigo viva… Esa es mi contradicción ahora.

Voy a comenzar estas páginas dirigiéndome a ti, que me estás leyendo. En esta investigación el cáncer está presente y, quizá, te pueda suceder como a mí. Puede que en ocasiones sientas agobio o que te sobrepase la lectura de este libro. Te propongo mi estrategia. No lo descartes si te ayuda, dosifica. Busca el momento y descansa. Tu autocuidado es importante. No es evitar el tema, es saber cuándo tenemos fuerzas para abordarlo.

Si te acaban de diagnosticar, o a alguien que quieres, cáncer, te deseo la mejor de las suertes. Espero que esta lectura te ayude.

Creo que llevo posponiendo escribir este texto desde que sé que tengo que hacerlo. Quizá desde antes. Quiero hacerlo tan bien como las mujeres que han colaborado en las entrevistas que se analizan en este libro y no es nada fácil. No es sencillo explicar lo que hemos pasado, ni tampoco cómo nos ha ayudado el ejercicio físico.

Por esto, voy a intentar no pensar mucho y trataré de deshacer el nudo que se me hace en la boca del estómago cuando pienso en el cáncer. Quizá, esta sea mi cuarta laparotomía, —metafórica, menos mal— y espero que la última.

Iba a comenzar estas páginas con una cita recurrente, pero he cambiado de opinión. Mientras estoy redactando he pensado que lo más honesto sería revisar la libreta que mi amiga Pepa me regaló cuando estaba en el hospital, justo después de mi diagnóstico. Y encontré líneas llenas de reflexiones, que hoy me valen para este quehacer. Pensamientos, plasmados en el papel, que retomaba cuando había una noticia no esperada o estaba excitada por los corticoides. Escribiendo trataba de entender mis emociones, poner en orden mis pensamientos, controlar el miedo… A veces escribía nerviosa, a veces enfadada, y otras desvelada. No sé si dejaré alguna vez a alguien leer mi libreta completa.

Llegué al proyecto Ejercicio Físico y Cáncer de Mama (EFICAN) por casualidad. Al terminar una clase de máster dos alumnas me contaron que colaboraban en el proyecto como entrenadoras. Después, me comentaron que se estaba planteando no solo analizar la mejora física de las participantes en el programa de ejercicio, sino algo más global. Querían saber si el ejercicio había mejorado sus vidas en aspectos que no se pudiesen medir con números. Se planteaba ver qué es lo que decían las mujeres sobre el programa y se abría a la experiencia del cambio que había supuesto el cáncer en sus vidas.

Y ahí comenzaron mis resistencias y a la par mi interés.

Yo ya había colaborado en investigaciones cualitativas y había analizado entrevistas. Además, había trabajado en proyectos con temas difíciles: como violencia hacia las mujeres. Yo ya sabía que, en ocasiones, es difícil leer las vivencias que las personas narran. Tampoco había que ser muy lista para saber que analizar entrevistas a mujeres diagnosticadas de cáncer de mama me iba a recordar muchos momentos difíciles de mi propia historia.

Pese a estos miedos, decidí intentarlo.

Recuerdo cuando empecé a leer las entrevistas. Intenté acordarme, antes de empezar, de que llevo trece años investigando, y me puse mis gafas. En esta primera ocasión me faltó ponerme un disfraz, tal y como se imagina mi hijo Rubén a los investigadores, al estilo Sherlock Holmes: con una gabardina, una lupa y una pipa; para así, poner distancia entre su historia y la mía. Quería ser y actuar como una científica social y desarrollar un trabajo muy profesional.

Yo he colaborado en la elaboración de guiones de entrevistas y grupos de discusión. Además, explico este proceso en mis clases. La investigación narrativa se hace sin guion, dejando que la entrevistada cuente lo que le interese o considere que es de interés para la investigación. Aunque nunca había investigado de esta manera intuía que, más o menos, hacia la mitad de la entrevista empezarían los momentos más complicados, los que suponen más tensión para la persona que los cuenta.

Comencé con la historia de Marian. Tal y como era de esperar acabé cerrando el ordenador y no fui capaz de terminar de leer la entrevista.

Pero en este primer contacto ya me di cuenta de dos cuestiones que se repitieron en el análisis del resto de entrevistas. La primera, a nivel personal: yo no podía acercarme a esta investigación como si fuese cualquier otro tema, porque no es así. Es un tema que me remueve mis miedos más profundos. En muchas ocasiones he pospuesto trabajar conscientemente. Buscaba un momento en el que me sintiese tranquila para analizar las entrevistas porque, en ocasiones, mi cerebro enlazaba las vivencias que leía con momentos de mi pasado, como los flashbacks en el cine. Y, a veces, esos recuerdos duelen.

La segunda cuestión que observé, en esta primera entrevista, fue el interés de las resonancias. Leer sus experiencias ha sido recordar cosas que he pensado y no he sido ni consciente… pero sé que yo me he sentido así. Mi cáncer no es de mama, es ginecológico, pero he vivido de forma similar las transformaciones corporales, la pérdida del pelo, la debilidad después de los tratamientos… En muchas ocasiones, ellas han puesto palabras al pinchazo que me da en el abdomen cuando siento miedo. Yo necesitaba, como decían en las entrevistas, «verme reflejada, como en un espejo». Porque acompaña saber que alguien entiende lo que se ha vivido y lo que se sigue afrontando.

Recuerdo que, llevaba cinco ciclos de quimioterapia y mucha toxicidad acumulada cuando descubrí los diarios del cáncer de Audre Lorde. Su forma clara y directa de explicar lo que le pasaba me ayudó a entender que no era la primera con esas emociones y que, además, no estaba sola. Y eso supone una diferencia. Ella decía que sus miedos: «eran los miedos de todas», refiriéndose a las personas que la querían. El cáncer lo sufrimos los pacientes y también las personas que están a nuestro alrededor. Y esos miedos están en mi historia y, posiblemente, en la historia de la mayoría de mujeres que pasan por esta enfermedad y su entorno. El miedo a que el tratamiento no funcione, a una recidiva, a no ver crecer a nuestros hijos. También nos acordamos de nuestras pérdidas. Yo me acuerdo de mi tía Gracia, de mi amiga Rosana, de mi compañera de entrenamientos Esther. Pienso que otras muchas superamos el cáncer. Y en ese bucle de emociones apago el ordenador y descanso. Y disfruto mi vida y a mi familia.

Así que, para convencerme a mí misma de seguir participando en la investigación tenía en contra y a favor que las experiencias me evocaban recuerdos difíciles. Y, por eso, buscaba y necesitaba un desempate.

Creo que una de las cuestiones que me ha sorprendido y me ha animado a continuar colaborando con esta investigación es la forma en la que las entrevistadas cuentan sus historias. No se habla desde la autocompasión, desde el enfado o desde lo socialmente correcto. Se habla con total honestidad, desde una experiencia que es tan intensa que supone todas esas emociones, y más. En las entrevistas no me encuentro tabúes a la hora de hablar de cáncer. Desde el primer al último testimonio veo resiliencia. He leído historias de mujeres que se sobreponen al tsunami de miedo, dolor y pérdidas que supone esta enfermedad, buscando maneras de cuidarse y seguir disfrutando de sus vidas.

También considero que necesitamos un relato fuera de las guerreras. En las campañas sobre el cáncer no suele haber fotos de mujeres calvas. Tampoco de mujeres enfermas o de cicatrices. Al final nos creemos que no existen: ni las calvas, ni las cicatrices, ni la enfermedad. El cáncer no es rosa. Entiendo que es muy difícil reflejar el miedo que se siente cuando te haces un TAC, o los nervios en las salas de espera antes de entrar a la oncóloga. Las conversaciones durante los tratamientos, la empatía entre desconocidas, la sensación de salir del hospital con buenas noticias… Eso sí es cáncer, y muchas experiencias más.

Necesitamos también testimonios fuera del: si quieres puedes, porque lamentablemente no es así. Esta forma de ver el cáncer simplifica, frivoliza, no es realista con lo que supone esta enfermedad y supone culpa en las personas enfermas. Nos hace responsables de nuestra curación. Las personas con cáncer no decidimos cómo nuestro cuerpo responde al tratamiento, no podemos asegurarnos una detección precoz u otras cuestiones que mejoren las posibilidades para sobrevivir. Lo que sí podemos es tomar consciencia de nuestros procesos, mejorar el afrontamiento, bajar la ansiedad, mejorar los efectos secundarios y esperar… Esperar que el tratamiento funcione. Podemos mejorar la calidad de nuestra vida y tener una posición activa frente a nuestra enfermedad y eso, supone una diferencia.

Y cada persona tiene su proceso.

Durante estos años ha habido una frase recurrente en mi mente: «Esto no me lo dijeron los médicos». Y muchas cuestiones no pueden avanzarlas porque cada persona tiene sus efectos secundarios y vive el cáncer a su manera.

No obstante, leyendo las entrevistas, he sido todavía más consciente de lo difícil que es no sentir rechazo hacia nuestros cuerpos después de las cirugías. Y eso es algo frecuente y para lo que nadie está preparado. Es una contradicción porque agradeces la fortaleza de tu cuerpo, pero, al mismo tiempo, rechazo por el cambio que ha sufrido. Es no querer mirar las cicatrices que nos han ayudado a sobrevivir, en vez de admirarlas como una fortaleza y enseñarlas orgullosas de nuestra resiliencia. Yo sabía quién era con mi pelo largo, pero no me reconocía cuando veía mi reflejo sin pelo. Yo sentía las miradas cuando paseaba por la calle: algunas curiosas, otras con pena. Recuerdo que quería estar tranquila, que la gente normalizase… A veces, usar peluca no es solo verte con pelo, es que no te vean enferma de cáncer.

Y la única manera para mí fue volver a conocerme y quererme de nuevo, para no ser una extraña para mí misma. Es difícil quererse cuando se nos exige tanta perfección a las mujeres. Belleza hasta cuando estás enferma. Creo que ahí me convencí de que mi colaboración con esta investigación podía ofrecer algo bueno, porque estamos contando lo que ningún médico puede contar.

Con todas estas incertidumbres y propósitos llegaba a las reuniones del grupo de investigadoras. Y allí recargamos energía, nos inspiramos con las aportaciones de las demás, aprendemos. He continuado por el equipo que formamos. Porque trabajamos para remover, pero buscando un cambio que sume. Y porque habéis sido maestras y amigas en este proceso. También por la valentía de las mujeres que comparten su historia. Por la empatía y complicidad de sus entrenadoras y su interés en esta investigación. La última sorpresa fue la generosidad de las ilustradoras e ilustradores que, al proponerles el proyecto, nos mostraron apoyo y su colaboración desinteresada.

Quiero pensar que este libro va a ayudar a muchas personas a entender mejor el proceso de cáncer. Por eso aporto mi esfuerzo. También porque para mí, el ejercicio físico, supuso y supone una importante diferencia en mi calidad de vida. Soy consciente de que no es una cura y tampoco lo pretendo, solamente me apoyo en aquellos aspectos de mi vida que sé que el deporte sí que puede mejorar.

Después de cuatro cirugías y seis ciclos de quimioterapia, recuerdo que una cirujana me dijo que no debía levantar más de cinco kilos de peso.

—Yo le pregunté: ¿ni dos bolsas de la compra, para ir compensada?

—Me respondió: No. ¿Para qué quieres levantar tanto peso?, mejor no.

En ese momento yo no pensaba en la compra, lo hacía en mi hijo. Rubén, entonces, tenía dos años y medio y pesaría unos doce kilos. Yo no lo podía levantar. Un mes después conocí a Carolina González, que es mi entrenadora y ahora, también, mi amiga.

Empezamos muy poco a poco, mejorando la movilidad. Sentía mucho cansancio y mi deterioro físico era notable. Había terminado los ciclos y me sentía tan enferma como mientras me los estaba dando. Y en esos primeros momentos Carol me preguntó:

—¿Cuál es tu objetivo?

No sabía ni qué responder:

—Sentirme mejor, estar más ágil… levantar a Rubén, pero eso es imposible porque, por las cirugías no debo levantar peso…

Antes del cáncer corría, pero en esos momentos me veía incapaz. Mi amigo Juan Carlos, me acompañaba a andar. Me acuerdo de la primera canción que conseguí correr entera: Quien manda de Mala Rodríguez. A partir de ahí, cuando quedaba con mi amigo, comenzábamos andando y, si podía, corría despacito poco tiempo. Tú no eres Walker, eres runner, me decía. Gracias Juanka por acompañarme, por mejorar mis textos y por tu amistad.

Decía Maya Angelou: «Quieres que haga algo… dime que no puedo hacerlo». Pasaron tres meses entrenando con Carolina y levanté a Rubén. Han pasado cuatro años y puedo seguir levantándolo. Y seguí corriendo con Juan Carlos hasta que, con el tiempo, llegamos a los nueve kilómetros. Maya Angelou igual nos conocía a Carol y a mí. Y a una de nuestras entrevistadas cuando le dijeron que tenía que vendarse el brazo y pensó que debía haber otra manera… quizás el ejercicio físico… Por eso, para conocer estas experiencias y otras deben leer este libro.

Por último, con esta investigación he descubierto que, cuando las mujeres hablamos de cáncer, no hablamos solo del dolor o de la enfermedad. Hablamos también de la gente que nos acompaña, del amor con el que nos cuidan, del agradecimiento. Cuando pienso en la pérdida del cabello me acuerdo del momento en el que me raparon la cabeza. Estaba con mi madre. Recuerdo que miraba el suelo mientras me pasaban la máquina. Cuando levanté la cabeza me impresionó verme sin pelo, pero entonces la miré a ella.

Me dijo: «hasta rapada estás guapa». Y me dio un beso. Y seguimos hacia delante.

Por esto, y por toda una vida de cuidarme, mi aportación a este trabajo se la dedico a Elisa y Diego, mis padres.

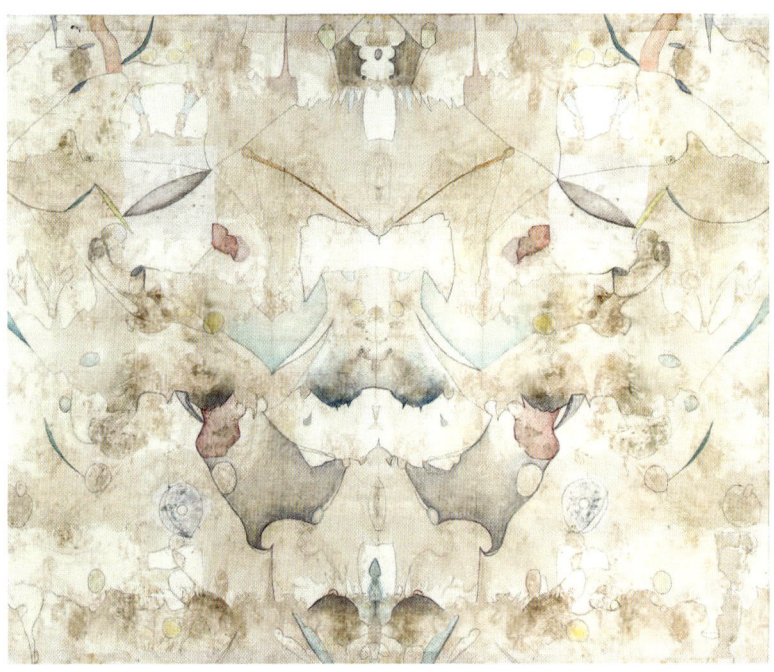

HUESITOS V. Bárbara Shunyí
Técnica mixta sobre lienzo

La voz de las investigadoras

El trabajo que mostramos busca explorar en las experiencias de las mujeres, desde y con sus voces, a partir de sus relatos (Sebastián et al., 2007; Blanco, 2010; Vázquez-Ortiz et al., 2010) y construir juntas a ellas trazos de la historia de vida que han vivido con el cáncer (Lorde, 1980; Duran, 2003). Las historias de vida se nutren al compartir momentos, fotografías, escritos, pensamientos, objetos u otros detalles que las mujeres han compartido en el proceso de investigación. Hay investigaciones, como la de Coll-Planas y Visa (2015), que analizaron contenidos de comentarios que mujeres con cáncer dejaban en diversos blogs temáticos sobre cáncer. Ello dio pie a analizar textos, imágenes, comentarios o vídeos que desvelaban temas que subyacen al hecho de vivir un cáncer de mama como, por ejemplo, el cambio en las relaciones sociales, deseos, la relación con el propio cuerpo, el cambio de valores y prioridades, el cuidado hacia la alimentación y a los hábitos de vida, nuevos descubrimientos sobre sí mismas, sobre el universo de palabras que le rodean o las nuevas dificultades profesionales que aparecen. En otro orden, las investigaciones de Cano y Hasicic (2016), ponen de relevancia la importancia de visibilizar el cáncer de mama a través de imágenes y obras artísticas en las que se reflexiona sobre la mastectomía y cómo este hecho rompe con la normatividad corporal, porque un cuerpo de mujer sin mamas interpela, tanto a quien lo habita como a quien lo contempla, movilizando sentimientos de pueden ir desde la incomodidad, rechazo, acogida hasta cuestionar los estándares de lo estético, deforme, bello.

Por ello, es prioritario partir de las voces en primera persona, de sus experiencias, situándonos en una actitud de escucha. Queríamos indagar y profundizar en los significados que las mujeres otorgan a lo que estaban viviendo de forma espontánea, natural y desde lo que ellas sentían y querían expresar. Después de cinco meses compartidos en el Laboratorio CorpoEDuca-M, en un ambiente tranquilo, sereno y acogedor estuvimos escuchándonos mutuamente, a través de las historias que manan de un proceso complejo, como es la experiencia de pasar por un cáncer. A lo largo de este tiempo, pensábamos que la experiencia del ejercicio físico en el programa al que estaban asistiendo sería lo que ocuparía sus narrativas; sin embargo, el tiempo compartido con ellas hizo que emergieran otras inquietudes, otras necesidades de contar aquello que el cáncer había puesto patas arriba en sus vidas y que atravesaba la experiencia de sus cuerpos y de sus vidas. La enfermedad y el tratamiento al que se habían sometido, los efectos que vivían en sus cuerpos y cómo afectaba a su aspecto y conciencia corporal, la atención médico-sanitaria ocupa una preocupación constante, así como el trato recibido, la cercanía y la claridad en las informaciones que recibían y que necesitaban conocer han sido temas muy importantes para ellas, sobre todo porque estas cuestiones han ayudado a saber cómo situarse y afrontar su cáncer. Ellas mismas decían, *es que no hay dos cánceres iguales, como no hay dos mujeres iguales ni la misma realidad*[2].

Todas recordamos el rostro balbuceante, los ojos vidriosos y las manos temblorosas de las mujeres, sobre todo cuando evocaban a sus familias y seres queridos. Su mayor preocupación era saber cómo afectaría a sus vidas y el temor silencioso, siempre presente, de la muerte, *eso ni lo nombro, pero siempre está rondando*. La idea de un cuerpo de mujer como estamos acostumbradas a ver se eclipsa y pierde fuerza ante los testimonios de estas mujeres. El cuerpo lejos de ser una preocupación se convierte en un reencuentro amoroso, en un nuevo descubrimiento de intimidad, *el cáncer ha cambiado mi cuerpo, la imagen y percepción que ahora tengo de él, pero sobre todo del valor que ahora tiene para mí, es mi cuerpo, mi propia intimidad, mi espacio sagrado*. Y redescubrir el cuerpo ha hecho que den valor a su cuidado. Ellas han contado que formar parte de algún programa

---

2   La letra cursiva quiere resaltar la voz y los testimonios textuales de las mujeres participantes

de ejercicio o actividad física ha sido muy valioso. *Cuidarnos, respetarnos, vivir otros límites físicos y, sobre todo, la experiencia de descargarte son sensaciones liberadoras.* Sus relatos ponen en valor la importancia del movimiento o ejercicio físico como ese espacio irrenunciable para ellas porque les abre la puerta a otros espacios de relación social y afectiva, sobre todo, con mujeres que están pasando por lo mismo que ellas. *No es solo un momento de encuentros sino son lugares de mutua comprensión.*

Para el análisis de las informaciones, así como en la elaboración del informe de investigación que se presentó a las instituciones que han apoyado este proyecto seguimos el rigor científico que este tipo de investigación requiere. Para el análisis de las informaciones nos apoyamos en la idea que Rivas-Flores y Prados-Megías (2014) plantean para analizar la información recopilada a partir de núcleos de sentido que facilitan el proceso de categorización de forma emergente siguiendo las fases de: transcripción de las entrevistas, agrupar las informaciones por núcleos de sentido, elaborar a partir de ello categorías emergentes que darán lugar a las categorías interpretativas como hilo conductor en la construcción de los relatos interpretativos. De hecho, las categorías constituyen la base para la (re)construcción, (re)significación e interpretación de sus experiencias y relatos de vida (Suárez y Dávila, 2018).

El proceso de categorización parte de las experiencias de cada mujer, lo cual implica que cada una aporte significados diferentes a los hechos que vive. Sus voces hacen referencia a la singularidad de los contextos socioculturales en los que viven. Por este motivo, la utilización de la teoría fundamentada permite estudiar en profundidad estos mundos singulares, ya que considera la interpretación que los sujetos tienen acerca de sus contextos. Nos hemos apoyado en lo que Kathy Charmaz (2012) plantea sobre la teoría fundamentada, ofreciendo un modelo que permite categorizar y sistematizar las informaciones, realizando un proceso de construcción y deconstrucción de estas a partir de temáticas emergentes y en estrecha relación con procesos de reflexividad, elemento sustancial en el proceso de análisis. Este proceso considera, como apunta García-Huidobro (2016), que los datos son co-construidos entre las investigadoras y las participantes, pues la mirada y el interés de las investigadoras nunca queda al margen. El proceso de codificación de las informaciones es abierto, lo cual significa que, tanto la tematización como la categorización de los datos, no parten de marcos teóricos previos, sino que se van generando en el propio proceso de la investigación en diálogo constante a través de lo que emerge en las conversaciones (Miranda y Silva, 2022).

Sin embargo, la idea que subyace a este manuscrito no es presentar un informe técnico al uso sino acercarte a un modo de lectura que resuene en la experiencia propia, cercana o lejana que puedas tener del cáncer de mama. Por eso, hemos decidido presentarlo con un estilo narrativo-creativo, siendo respetuosas con el rigor científico que contienen las informaciones e interpretaciones del informe técnico e intercalando relatos, imágenes y fotografías de las mujeres y de personas cercanas a este proyecto, mostrando con ello un carácter más sensible y humano. Así queremos creerlo y solo la lectora o lector podrá también dar testimonio de ello.

En el siguiente esquema (figura 1) se puede observar las temáticas más relevantes e importantes del análisis que han ido emergiendo de las conversaciones, entrevistas y encuentros. Todas ellas abordan de forma global y reiterativa aspectos sobre el cáncer, las relaciones humanas y el ejercicio físico. Al profundizar en ellas pudimos observar los significados que contienen cada una de las temáticas y pudimos delimitar de forma precisa lo que las mujeres nos narraban. Surgen categorías desde las que explicar e interpretar lo que las mujeres cuentan como son los aspectos relacionados con el afrontamiento de la enfermedad, aspectos médicos y sanitarios más relevantes e importantes, lo que significa las redes de apoyo que necesitan y el descubrimiento del ejercicio físico como cuestión necesaria a su recuperación. Para una lectura, creemos que más comprensible, el texto está organizado en base a las categorías emergentes. Cada categoría se establece como un capítulo del libro en el que se profundiza, a través de las narraciones, en las experiencias de las mujeres ante el cáncer de mama.

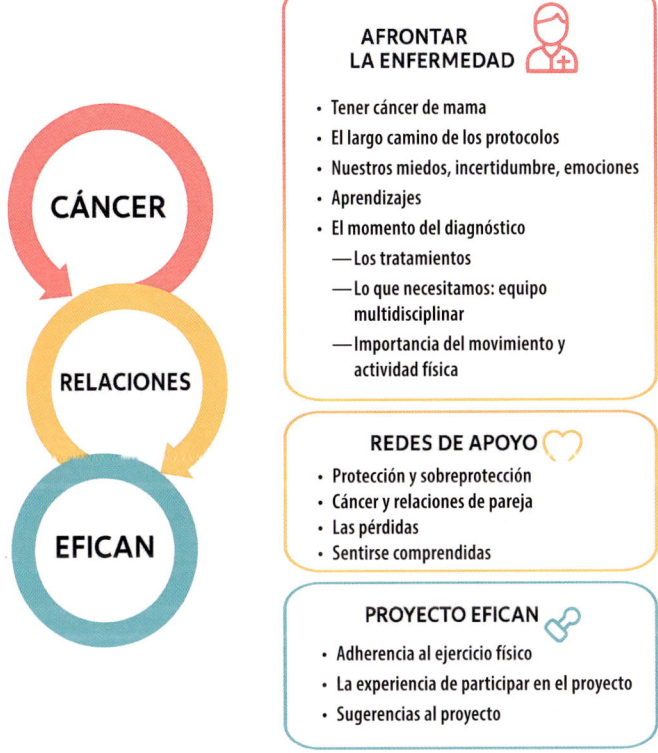

Figura 1. Temáticas de análisis. Elaboración propia

A través de sus voces nos acercamos a lo que ellas denominan otra forma de descubrirse como mujeres, otros modos de sentirse y de poder decir en voz alta, *ahora soy la mujer que quiero ser*. La experiencia vivida en el proyecto Efican les ha hecho pensar, reflexionar y compartir, juntamente con el equipo investigador, su vínculo con la actividad física, el afrontamiento de la enfermedad y las repercusiones de esta en su imagen y corporalidad, aspectos de orden social y familiar como soportes imprescindibles y las demandas que ellas mismas expresan para un mayor compromiso de las diversas instituciones médicas, sanitarias, políticas y educativas. Las narraciones que vais a encontrar en este libro apuntan hacia la mejora de la calidad de vida y su relación con el ejercicio físico en un sentido amplio, la importancia de las relaciones sociales y afectivas a partir de otras prácticas y actividades físicas, la percepción de la nueva imagen corporal, la relación con su cuerpo y la capacidad resiliente en el afrontamiento activo de la enfermedad.

Este libro trata de conjugar aspectos propios de la investigación y las experiencias en primera persona de las mujeres que han participado. Por eso es importante saber que este libro se presenta bajo el paraguas de una investigación biográfica narrativa, y desde esta mirada, queremos que sea una obra polifónica y compartida (Denzin y Lincoln, 2015). La polifonía contiene ecos, están todas las voces, a veces aparecen de forma personal y otras como canon. Nos gustaría que toda persona que se acerque a esta lectura la sienta como propia, que resuene en sus adentros alguna de las experiencias y vivencias que compartimos. De alguna manera, presentar la investigación con rigor científico y tintes creativos se acerca a lo que la prestigiosa investigadora narrativa, Jean Clandinin (2013), plantea como un modo de construir conocimiento compartido. Es importante saber que al profundizar en los significados que las personas otorgan a sus experiencias, desde su subjetividad, nos están contando el modo en cómo experimentan el mundo y las realidades que viven y habitan.

En este libro encontraréis relatos y testimonios de las mujeres que han participado en el estudio. La voz de sus testimonios, fruto de las entrevistas y de un intercambio continuo de devolución, aparece en cursiva y estos testimonios son anonimizados, por deseo expreso de ellas. Sus relatos aparecen con nombre propio, así lo han querido también ellas. Encarni, Marian, María

Dolores, Noelia y Yolanda. También podréis leer algunos de los testimonios y relatos de las monitoras deportivas que trabajaron en el proyecto Efican, Alba, María del Mar y Nuria.

Este, también, es un libro colectivo donde participan personas cercanas al proyecto y otras, que aún sin estar implicadas directamente, se sienten parte del mismo. Hemos querido incluir otras voces, voces a través de la palabra escrita y voces a través de grabados, ilustraciones o fotografía. Voces que ofrecen una mirada «otra» al cáncer que hablan de pluralidad, diversidad y libertad. Esa mirada que habla de cómo cada mujer quiere, desea y está dispuesta a vivir este proceso. Estas mujeres (y dos hombres) están formadas en diferentes ámbitos científicos, artísticos, divulgativos y deportivos y comparten —desde su profesionalidad— experiencias y vivencias que amplían el conocimiento de lo que significa vivir el cáncer. Creemos que esta forma cercana, sensible y artística de acercarnos a la experiencia del cáncer puede ofrecer narrativas más humanizadas de este proceso de vida y muerte. Aparecerán con nombre propio, tal y como ellas quieren, Akris, Bárbara, Carolina, Cristina, Diana, Elena, Esther, Irene, Lucía, Maite, María, Marial, María Jesús, Melina, Rocío, Rosa, Sonia, Juan y José Miguel.

Al final de este manuscrito, por deseo expreso de cada una de las personas que han participado y colaborado generosamente en este proyecto, aparecerá una fotografía y breves notas biográficas. Se trata de un gesto que reivindica visibilizar en la investigación a las personas participantes.

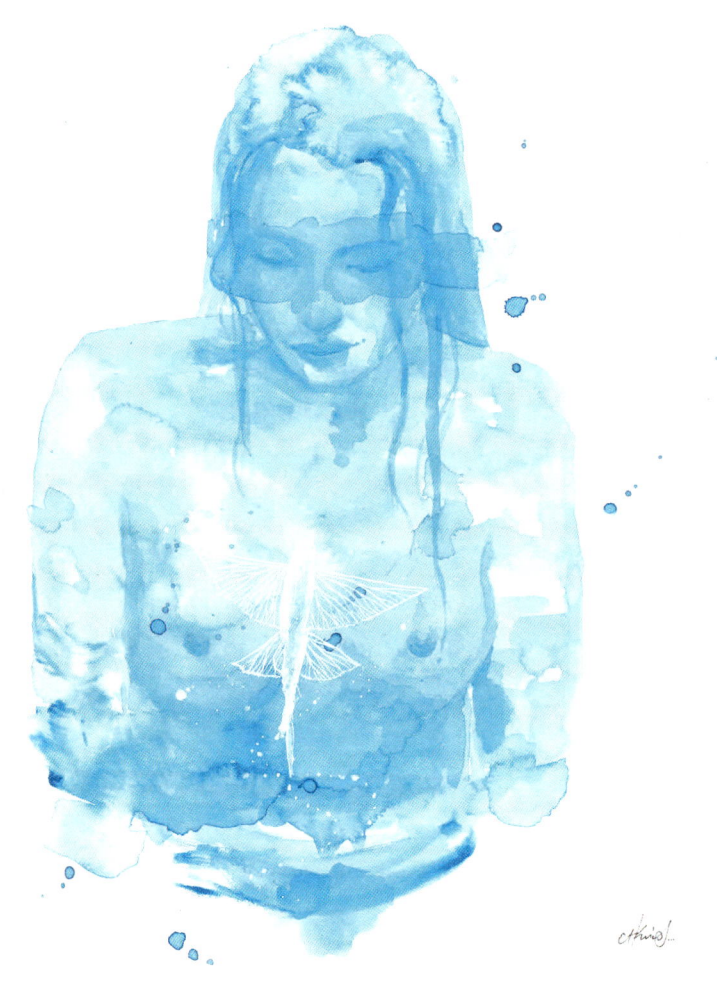

Mujer de agua
@Akris.painting

Escucharlas conmueve nuestra manera de escuchar
A. Irene Hernández Rodríguez

Desde un principio, de mi formación y desarrollo en mi labor investigadora, siempre había utilizado métodos cuantitativos, excepto algunas experiencias en estudios sobre mujeres con procedimientos cualitativos y utilizando grupos de discusión.

Cuando mi compañera Esther me planteó esta investigación, a través del método narrativo, vi consecuente la utilización de este método, para profundizar en las experiencias vivenciadas por las mujeres que habían participado en el proyecto Efican. Pero a su vez se me planteaba un gran reto de aprendizaje personal y aplicarlo lo más correcto posible, pensando en el tema de estudio y por sensibilidad hacia las mujeres que se habían ofrecido a participar.

Sin embargo, ante mi asombro me sentí segura en cada una de las entrevistas en profundidad, ya que las mujeres nos facilitaron esa labor, depositando en nosotras toda su confianza. Aunque debo reconocer que al final de cada entrevista me encontré conmovida, triste, hundida, llorosa pero a la vez motivada hacia la siguiente entrevista y posterior análisis debido a la generosidad y buen ambiente entre nosotras.

He podido comprender a lo largo del proceso de esta investigación, la idoneidad de este método para profundizar en los sentimientos, experiencias, miedos, protocolos médicos, en la trasformación del cuerpo en la enfermedad y la identidad como mujeres.

He sentido y comprendido, en este estudio, a familiares y amigas que han pasado por esta enfermedad, pero sobre todo me he visto reflejada en algunos aspectos de la vida como mujer.

Ha sido una experiencia motivadora, yendo paso a paso, con rigor científico, en el largo proceso de análisis y reflexión en este tipo de investigación. A su vez, he vivido y disfrutado lo aportado por las mujeres entrevistadas.

Muchas gracias, sin vuestras aportaciones esto no hubiera sido posible.

Transitando nuevos caminos
María Jesús Lirola Manzano

Investigar en el ámbito cualitativo, después de haber trabajado principalmente en investigación cuantitativa, ha sido una experiencia reveladora e impactante para mí. En particular, al realizar entrevistas en profundidad con mujeres que han sufrido cáncer de mama y han participado en un programa de ejercicio físico, he sido testigo de la riqueza y profundidad de trabajar e investigar a través de este enfoque.

En mi caso, al estar tratando siempre con números y estadísticas, me había acostumbrado a pensar en los datos de manera objetiva y cuantificable. Sin embargo, me di cuenta de que al abordar temas tan complejos como el cáncer de mama y el impacto de la actividad física en las vidas de estas mujeres, las respuestas no se pueden reducir simplemente a números y gráficos.

En las entrevistas que tuve el placer de participar, pude escuchar las voces y las historias que hay detrás de esos «datos». Cada mujer compartió sus experiencias personales, sus miedos, sus desafíos y, sobre todo, su resiliencia. Fue a través de estas conversaciones en profundidad que pude capturar las emociones y los sentimientos que no pueden ser capturados por un cuestionario tipo Likert.

Además, al trabajar con métodos cualitativos, tuve la libertad de explorar temas emergentes y llegar a nuevos conocimientos que pueden guiar futuras investigaciones. Pude profundizar en las motivaciones de las mujeres para participar en el programa de ejercicio físico, así como en los beneficios que encontraron en él. Descubrí la importancia del apoyo social y el sentido de comunidad, que no siempre pueden ser medida de manera cuantitativa.

Sin embargo, también me enfrenté a desafíos durante este proceso. Como investigadora cuantitativa, estaba acostumbrada a buscar la objetividad y la imparcialidad en mis análisis. Pero, con la investigación cualitativa, tuve que enfrentarme a mis propias emociones y prejuicios mientras escuchaba y analizaba las historias de estas mujeres valientes. Fue un recordatorio de que, como investigadores/as, también somos seres humanos y debemos reconocer nuestra influencia en los resultados.

En resumen, mi experiencia al investigar en cualitativa después de trabajar principalmente en investigación cuantitativa ha sido enriquecedora y desafiante. Me ha permitido escuchar y comprender las voces de las mujeres que han sufrido cáncer de mama de una manera más profunda y significativa. Me ha recordado la importancia de trascender los números y las estadísticas para capturar la complejidad de las experiencias humanas. Seguiré explorando y aprendiendo de las múltiples dimensiones de la investigación cualitativa, para seguir avanzando en el conocimiento y contribuir al desarrollo de nuevas perspectivas y propuestas que favorezcan, realmente y desde todos los ángulos, la mejora y el crecimiento de nuestra sociedad para un mayor bienestar y calidad de vida.

Solo me queda agradecer a mis compañeras del Laboratorio CorpoEduca-M, a todo el personal inmerso en este proyecto y sobre todo a las mujeres que han tenido la valentía de relatar sus experiencias de este modo tan cercano y abrumador a la vez, el privilegio de permitirme ser testigo y aprender de todas vosotras.

Gracias de todo corazón.

Un paseo acompasado entre nuestros cuerpos
M. Esther Prados Megías

Dice Kathleen Berry que las pequeñas narrativas dan cuenta de las grandes narrativas que construyen el mundo que vivimos y que esas pequeñas historias, resilientes, revelan situaciones concretas de sufrimientos, luchas e injusticias, al mismo tiempo, que la voluntad humana de ser subversivas, esperanzadoras y transgresoras. Las historias cotidianas de mujeres que han vivido o viven con la enfermedad del cáncer de mama nos adentran en los recovecos de una enfermedad «de mujeres» que trasciende la curación puramente médica.

Estar con estas mujeres, desde la escucha atenta, compasiva y desde el silencio —aun conteniendo el sinfín de preguntas que volaban en mi cabeza ante cada palabra, mueca o gesto que brotaban de sus relatos— me adentraba en la comprensión de que el cáncer no es de mama o de colón o de garganta… sino sencilla y complejamente cáncer. Veía en sus cuerpos el reflejo de sus palabras, cuerpos que no solo «hablan» de lo afectado por los protocolos y tratamientos, sino que también «hablan» en primera persona de cómo les afecta el trato cercano o distante de los profesionales médicos o de otra índole que las atienden, de cómo les informan o son tratadas o la reacción de personas cercanas. Ellas insisten, «sí, mi cuerpo está enfermo, me siento enferma, pero no soy una enferma». El cuerpo necesita, anhela y requiere de cuidado íntegro, un acompañamiento digno y esperanzador frente a cualquier tipo de pronóstico.

La tarde de un día cualquiera de junio de hace un par de años, con un té y pastas en el centro de la mesa del Laboratorio CorpoE-Duca-M, de la Universidad de Almería y tratando de cuidar la atmósfera que envolviera de forma personal a cada mujer que se había brindado gratuitamente a ser entrevistada, acogí con cierto temblor, también con cierta ignorancia y con un gran agradecimiento lo que estas mujeres «atrevidas» estaban dispuestas a narrar. Sabiéndome inexperta en tema de cáncer, no más allá de lecturas que había realizado y habiendo vivido de cerca —y también con una cierta distancia— la experiencia de cáncer en mi propia familia, me dispuse a escuchar. La narrativa me ha ofrecido ese saber escuchar —a veces siento que aún me queda mucho que aprender— que requiere de paciencia, extrañamiento y asombro. Solo así puedo, hoy más que nunca y gracias a estas cinco mujeres, lo que implica investigar narrativamente, como un proceso de encuentro, de no anticipación, de comprensión y de transformación. Escuchar es transformar, en la medida que cada persona se hace preguntas ante la realidad y a través de estas puede reflexionar, acceder a la consciencia de sí y de los demás para buscar, adoptar y ejercer actos que transforman lo que se está viviendo en propia carne. La palabra es acción —me decía una buena Maestra mía—, es conmovedora y por ello nos adentra en un gran movimiento interior que se expresa hacia afuera, ¡de tantas formas creativas!, que solo nos cabe mirar con amor a la persona que se deja contar.

Esa tarde y las que siguieron durante varios meses lloré, reí, callaba, también preguntaba, brotaba admiración, asombro, perplejidad; escuchar sin adelantarse a la pregunta hacía posible que lo complejo adquiriese tonos de sencillez, de aceptación, de no renuncia y de voluntad sin límites. Una voluntad que me hablaba de amor incondicional, de la necesidad de ser reconocida como la mujer que cada una quería ser.

Comenzar a hablar del cáncer en una sociedad que lo estigmatiza no es fácil, pero el cuerpo comienza a hablar sin decir; así es la puerta de entrada a la conciencia de lo que una es. Apenas una presentación cordial y ante la necesidad de contar y escuchar que todas teníamos, el cuerpo abre sus compuertas para dignificar cada experiencia de cáncer como la posibilidad de vivir más que de morir. ¡Yo no soy guerrera, ni quiero serlo, esto no es una lucha donde haya que ganar o perder! he escuchado reiteradamente en los testimonios. El cáncer es una enfermedad que me ha enseñado lo que es Vivir. Vivo cada día sin más, tratando de comprender quién soy y lo que hago en este mundo.

De un tema a otro, como ocurre en la narrativa, se iba hilvanando un entramado de vivencias insólitas, únicas, que a la vez hablan de experiencias comunes, solidarias y entretejedoras de miradas de mujeres que reclaman sororidad.

Quiero pensar que el temblor de mi cuerpo al escucharlas es un compromiso para ser fiel a sus palabras, pero también es un temblor que expresa cierta impotencia ante la homogeneidad con la que son tratados los cuerpos y el cáncer, así lo cuentan ellas. Participar en el espacio de Efican me ayuda a reafirmar que el ejercicio físico es adecuado, y una ayuda necesaria para afrontar el cáncer y su recuperación de una forma más humana. Pero, sobre todo y más importante para mí, es que el movimiento humano desde la perspectiva de la conciencia corporal es la puerta de entrada para «tocar», acariciar y abrazar a ese cuerpo que grita ante el dolor y ante las estructuras e instituciones que rodean a la enfermedad. Aún queda camino, un caminar acompasado, para entender esta unidad sagrada de nuestros cuerpos y buscar las maneras más respetuosas de relación con él, con los cuerpos de las otras y otros, aquellas que cada mujer quiera y necesite para curar(se), sanar(se) y Vivir integrando la sombra, siempre presente, del morir.

El cuerpo no olvida
María Sánchez Sánchez

Mi participación en este proyecto de investigación comenzó cuando Esther me propuso realizar las transcripciones de las entrevistas en profundidad que se estaban llevando a cabo con mujeres que participaban en el proyecto EFICAN. Mujeres, ejercicio físico y cáncer. ¡Cáncer! Esa palabra que durante muchos años estuvo presente en mi vida y que volvía a mí desde otra mirada que no era la mía.

Esther me dijo: Es un proyecto precioso y me gustaría que transcribieras las entrevistas porque tienes experiencia en ello y ya lo has hecho antes; creo que tienes la sensibilidad necesaria para llevarlas a cabo. Sus palabras me animaron y no dudé en lanzarme a ello, a pesar de que sabía que hacerlo supondría revivir sensaciones y emociones que parecían olvidadas, dormidas y acalladas en el tiempo, ¡pero el cuerpo no olvida!

La transcripción, es un espacio de encuentro entre las experiencias y emociones de la persona que cuenta y de quien transcribe. También es un espacio reflexivo y de un constante pensar y pensarse, ya que la naturaleza de la investigación narrativa permite que, al escuchar los relatos de estas cinco protagonistas, vuelvan a mi presente recuerdos que dejaron marcas y huellas en mi cuerpo. Hablo de las resonancias de experiencias que me hacían preguntarme qué me pasa y qué siento al escuchar las historias de estas mujeres. Este momento tenía que ver con la reflexividad de mi propio proceso como familiar de una mujer con cáncer de mama. El recuerdo volvía a resurgir después de siete años.

Con cada transcripción comprendí cómo los procesos de cáncer son vividos de diferentes formas, pero con puntos o nexos que unen unos relatos con otros, incluso el de mi propia historia. Participar de esta manera en el proyecto me ofreció la oportunidad de entender y aprehender cómo las mujeres transitan de forma singular sus preocupaciones y sus fortalezas en cada uno de los procesos vividos y como ello les lleva a posicionarse de maneras distintas ante las decisiones que tienen que ir tomando a lo largo del camino de curación.

Cada relato me enseñó que las realidades de las mujeres son poliédricas, con distintas aristas que van componiendo una historia de resiliencia y resistencia. No son guerreras, no quieren serlo. Solo son mujeres que quieren seguir siendo Mujeres.

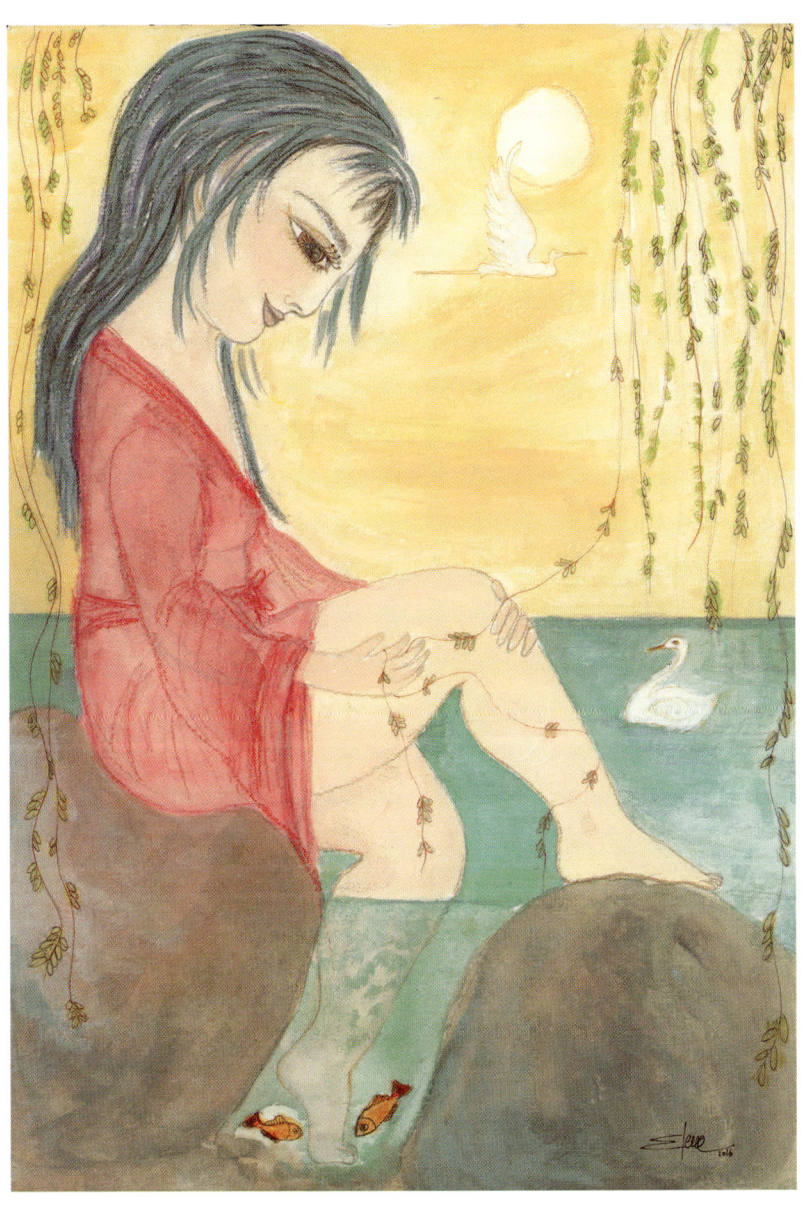

Amo mis piernas
Elena Caballero

1

Afrontar la enfermedad

Otra mirada[1]
Rosa Vázquez Sousa

La otra mirada de la medicina es el arte de curar y sanar, como la definen algunos, con otros ojos. Me ha llevado abrir la mente y mirar a otras medicinas milenarias, en común todas tienen el deseo de ayudar y evitar el sufrimiento, a aquellas personas que pierden el bien tan preciado como es estar sano.

La salud y la enfermedad, dos caras de la misma moneda, desde el convencimiento que cuando enfermamos no solo enferma el cuerpo físico, como nuestra medicina cree y defiende desde Descartes. Apoyada en los fundamentos de esas otras medicinas, que no miran solo el cuerpo físico, también otros la ven como el cuerpo emocional, el mental, el espiritual. Todos ellos engranados e implicados en conformar el «Ser» y orquestados en una armonía y coherencia, fluyendo el equilibrio que conforma la salud, en el amplio sentido de la palabra.

El convencimiento intuitivo de ello y la experiencia en el ejercicio de mi profesión como médica y radióloga, ante el dolor, sufrimiento, rabia, soledad, desesperanza, incertidumbre y tantas emociones y sentimientos que el diagnóstico de un cáncer genera en las personas afectadas, envueltas en el terrorífico miedo, dado que en nuestra sociedad la palabra «Cáncer» se ha asociado y, aún hoy día, a muerte.

---

1 Damos las gracias a las autoras de este libro y maravilloso trabajo de visibilidad y empoderamiento a las mujeres con cáncer de mama por brindarnos este espacio para dar a conocer nuestro proyecto, nuestro trabajo y nuestro compromiso.

Todo lo expuesto anteriormente me dio fuerzas y empuje para montar el Proyecto Mariposa y crear la asociación de terapias complementarias en el tratamiento del cáncer. Con este proyecto intentamos hacer el abordaje integral de esta enfermedad, apoyando los tratamientos de nuestra medicina institucional, convencional.

Nuestra mirada es hacia la persona y no a su cáncer; esa persona tiene un nombre, no es un cáncer de mama, páncreas, etc., detrás de cada una de ellas hay una historia de vida, una familia que va a sufrir y tendrá dolor del alma como ellas.

Nuestro proyecto trabaja con los pilares fundamentales que sostienen nuestra salud:

- Alimentarse sano, saludable y lo más ecológico posible, para fortalecer esa máquina perfecta que es nuestro cuerpo físico.

- Gestionar bien las emociones, los pensamientos para actuar en coherencia con lo que se siente, piensa y nuestras actuaciones en la vida.

- Ejercitar nuestros músculos y articulaciones, para robustecer y potenciar la arquitectura de ese envoltorio que nos sostiene físicamente.

- Trabajar para que el entorno medioambiental sea lo más natural posible y libre de tóxicos.

- Practicar la meditación, que nos ayudará a bucear en nuestro interior, tomar conciencia de nuestro ser y alinearnos con él.

Todo ello contribuirá a armonizarnos con nosotros mismos y poder intentar entrar en un equilibrio sano llamado salud mental, física y espiritual, dónde la enfermedad quede lejos. Al final es un grito A LA DESESPERADA de la pérdida de ese equilibrio.

Cada miércoles de cinco a ocho de la tarde, desde el 2007 que se puso en marcha el proyecto Mariposa intentamos ayudar, acompañar, informar y formar a todas las personas diagnosticadas de cáncer y a sus acompañantes, en como tomar la rienda de su salud; damos herramientas, asesoramos para que el proceso de enfermedad no sea un castigo sino todo lo contrario, un proceso de transformación.

De ahí el nombre de nuestro proyecto «Cuando la oruga pensaba que era el final, se transforma en una linda mariposa».

Este trabajo es posible con un equipo interdisciplinar de profesionales del mundo sanitario, médic@s, psioclg@s, enfermer@s, terapeutas… que trabajan de forma altruista y voluntaria, sin ell@s no hubiese sido posible. El Proyecto hace unos años voló a Sevilla y estamos en el hospital de San Juan de Dios de Bormujos y el año pasado a Granada, estamos en el centro de Salud del Zaidín. Nos gustaría poder estar en todas las provincias y que las personas tuvieran este servicio, esperamos y confiamos que el universo así lo haga posible.

Este proyecto de Ejercicio Físico y Cáncer (Efican) para mujeres con cáncer de mama, de la Universidad de Almería en colaboración con el proyecto Mariposa, ha sido posible gracias a la colaboración de entidades de la sociedad almeriense. El proyecto Mariposa ha colaborado asesorando y llevando a cabo los reconocimientos médicos de las mujeres realizados a través de profesionales médicos que forman nuestro equipo, además de proporcionar un listado de mujeres afectadas por cáncer en colaboración directa con el hospital Torrecárdenas y a través de nuestras socias, cuidando siempre la protección de datos. Los resultados obtenidos nos demuestran, una vez más, además de las evidencias científicas que existen al respecto, la fuerza y valía del ejercicio físico, así como el trabajo en equipo y el fortalecimiento de estas personas a través de otras actividades que fomenten las relaciones afectivas, sociales y emocionales, como así lo confirman los relatos y evidencias que se desprenden del trabajo cualitativo realizado.

La asociación pretende ser un vínculo entre las mujeres, la sociedad y las entidades sanitarias. En este sentido, quiero compartir también algunos de los proyectos en colaboración con el Hospital Universitario de Torrecárdenas:

- Detección precoz de cáncer de mama con perros. Aunque el proyecto ha pasado el comité ético, no se puede poner en marcha ante la falta de financiación. No perdemos la esperanza de que pueda haber un compromiso empresarial
- Nuestra asociación sigue con el proyecto de intentar dar alas a las personas que se acercan a este, un lugar en el que se encuentran libres de máscaras y estereotipos asociados al cáncer, donde puedan expresar miedos, preocupaciones,

sufrimiento. Creemos que es un espacio donde el lenguaje y las experiencias son similares y por ello tenemos como objetivo fundamental empoderar a las personas para que tomen las riendas de su enfermedad ya que dicho proceso es de ellas y de nadie más.

Podríamos seguir hablando de nuestro proyecto, como dicen hasta el infinito y más, es un proyecto dónde ponemos nuestros corazones y, como las buenas recetas, lo hacemos con mucho amor. Queda solo decir que, si conoces a alguien diagnosticado de cáncer, no dudéis en contarle que hay un proyecto que les pone alas para volar. Estamos en todas las redes y en las tres provincias Almería, Sevilla y Granada. Si algún profesional sanitario lee esto y quisiera ponerlo en marcha en su provincia o región, no dude en contactarnos.

El cáncer no es un bicho, no es esa maldita enfermedad, no es la muerte pelá, no es esa enfermedad innombrable y otras muchas cosas más, con las que las personas suelen llamarla. En nuestra asociación hay mariposas que expresan que este espacio para las mujeres ha sido un proceso de transformación, y agradecen lo que ha aportado a sus vidas.

Miremos esta enfermedad como una llamada de nuestro cuerpo y alma para cuidarnos, mimarnos, querernos y poner nuestro propio relato en primera persona y en primer lugar. Pensad que estamos de paso en esta escuela de aprendizaje venimos y nos vamos en un suspiro, por lo tanto, vivamos desde el SER.

No olvidemos, «Cuando la oruga pensaba que era el final, se transforma en una linda mariposa».

Volar y soltar

El cáncer en mujeres, y principalmente el cáncer de mama, ha sido abordado por disciplinas diferentes a la exclusivamente sanitaria, tales como la sociología, la antropología, la psicología o las bellas artes, entre otras. Quizás el aspecto que más resonancia ha tenido es la mastectomía, sus implicaciones y los tratamientos; pero también existen estudios que analizan la adaptación a los cambios corporales, la autoestima, el cambio en la sexualidad que supone la enfermedad, las vivencias y dificultades, entre otras cuestiones. Como afirma Blanco (2010), estudios del campo de la psicología y sociología destacan la relación de la mama con la feminidad, las dificultades para aceptar el propio cuerpo tras el cambio físico o el descenso en el deseo sexual. Según esta autora, las mujeres perciben sus cuerpos mutilados y con cierto rechazo a vivir de otro modo su sexualidad, pero también existen mujeres que no se han reconstruido la mama ni desean hacerlo. Los estudios reflejan la variabilidad en las experiencias y la diversidad de tendencias en la reconstrucción de las mamas y las forma en cómo afrontan la enfermedad, según el sector de población o clase social.

Las mujeres revelan que el proceso de afrontamiento de la enfermedad tiene que ver con varias cuestiones. La primera está relacionada con el modo de situarse ante cómo reciben la noticia: *«tienes cáncer de mama»*. A la noticia le sigue un camino de largos protocolos a los que han de someterse, tomar las decisiones adecuadas, no siempre las que les gustaría y las consecuencias que de ello se derivan. Otra cuestión que destacan está relacionada con aquello que decidan hacer ante la enfermedad porque saben de antemano que tendrá efectos, especialmente perceptibles en sus cuerpos, y ello les lleva a un nuevo modo de vivir, ahora en sus cuerpos transformados. El proceso para afrontar la enfermedad es un camino en el que se desatan miedos, deseos e incertidumbres como quizá nunca habían vivido antes, lo cual supone una fuente de aprendizajes valiosos y, a veces indescriptibles, para otra forma de ser y sentirse mujer. Esta es una de las cuestiones que más definen la experiencia de vivir el cáncer.

Tienes cáncer de mama

> Lloré, grité, me temblaba todo el cuerpo, no me lo podía creer,
> entré en shock, comencé a sudar, todo se paró, me quedé nublada,
> ¿qué va a ser de mis niñas? y ¿qué le diré a mi hijo? Enmudecí,
> son minutos eternos en lo que no puedes creer lo que te están
> diciendo, y piensas ¿por qué a mí, que he hecho mal? Recibes la
> noticia y tu vida pasa en un flash de segundo por tu cabeza sin
> saber muy bien en qué estás pensando. ¿La muerte?, mejor dejar
> pasar este pensamiento que te abrasa por dentro y decidir en ese
> mismo segundo remangarse y acoger lo que a duras penas escu-
> chas. No queda otro remedio que aceptar la terrible noticia de que
> tienes cáncer de mama. Cogí el coche y me fui a casa a contarle a
> mi marido lo que me había dicho. Para qué lo iba a llamar, si total,
> el cáncer no se iba a ir por llamarlo. Así qué terminé la consulta
> y me fui a casa. En ese momento no lloré, le di la noticia y dije
> vayamos a una segunda opinión y luego vemos qué hacemos. Da
> igual lo que te digan: es un tipo de cáncer con porcentaje alto de
> supervivencia, existe mucha investigación al respecto, hay trata-
> mientos para la cura, hay que hacer pruebas para poner apellidos
> a tu cáncer, bla, bla, bla. En esos momentos un terremoto viene a
> tu vida, todo se desmorona, y sin saber bien cómo, en el mismo
> instante tomas la decisión de acoger lo que venga, de acoger que
> sí, que tienes un cáncer de mama y que esto no te va a derrumbar.

Cada mujer es un mundo, al igual que cada cáncer. Cada mujer
narra su propia historia, única entre todas y a la vez ¡tan parecidas! Ellas han contado que, aunque haya protocolos estanda-
rizados, lo importante es acoger y acercarse a cada mujer como
única, como persona. Acoger la noticia no es solo informar sobre las pruebas de diagnóstico y sus resultados, es un diálogo de
persona a persona, de la persona profesional a la persona que
lo sufre en propias carnes. Ellas narran la tragedia que planea
en esas palabras que el equipo médico ha de comunicar y que
interiormente no quieren escuchar. Como afirma Runowicz et
al. (2016) es importante cuidar los protocolos y saber que no se
trata únicamente de una intervención médica si no de un acompañamiento emocional, afectivo y psicológico, como una parte

necesaria para afrontar el cáncer y aplicar protocolos con cierta seguridad —dentro de tanta incertidumbre—. Escuchar no es solo informar, implica acompañar y aunque sea su labor cotidiana, saber ponerse en el lugar de la persona que va a escuchar es determinante, porque: *ellos están acostumbrados a esto, pero para ti es la primera vez, yo estaba estupenda y cuando me dijo el médico que tenía cáncer se me cayó Torrecárdenas encima, el mundo se te cae encima.*

Las mujeres saben que no es fácil informar, dar y recibir la noticia. Por ello, es imprescindible que, en las pruebas de diagnóstico como, por ejemplo, la biopsia, sea un momento importante, minucioso y sin tapujos. Para ellas es vital tener información veraz por parte de los profesionales. *Me acuerdo del momento de la biopsia que yo lo pasé fatal, no sabía lo que era, tenía miedo y verdaderamente me hubiese gustado que me dieran alguna información, que me explicaran.*

El momento de dar el diagnóstico es realmente delicado, afirman las mujeres y, por ello, es importante que se lleve a cabo con un trato personal, cercano, amable, sin prisas. *Me dijeron, siéntate ahí, espera, si te llaman de esta puerta pasa, si no te puedes ir a casa. Temblaba, deseas que no te llamen de la puerta esa. Estaba sentada y cuando oí mi nombre pensé: pasa algo. Evidentemente, cuando te llaman de aquella puerta es que pasa algo. Al entrar me dijeron: «esto es lo que tenemos, hemos visto… (silencio y cierta emoción en el rostro)», agradecí* la amabilidad de aquella persona, *me trató de maravilla.* No todos los casos se viven con este tacto. A veces, se convierte en un trasiego de opciones, de puertas de espera, de una sala específica a otra, que finalmente deriva en procesos dolorosos que van viviendo día a día sin mucha información y con un diagnóstico que no siempre entienden bien. *Me diagnosticaron el cáncer en 2013, me noté un bulto. Me lo quitaron en la clínica privada. Eso fue en mayo. En agosto me dieron la radio y a los seis meses me hicieron unas pruebas en otro lugar y me diagnosticaron que en los conductos mamarios tenía otro bulto, el mismo cáncer, no lo habían extirpado porque no lo vieron en la*

primera operación. No me decían mucho. Para mí era vital y nece-
sario que me dijeran que estaba pasando. Ir de una puerta a otra
me ponía muy ansiosa, me mataba no saber, ¡la incertidumbre!

Los estudios realizados por Sebastián et al. (2007) plantean la necesidad de protocolos de intervención psicosocial. En sus estudios han analizado la eficacia de estas intervenciones experimentando un cambio positivo por parte de las mujeres en relación con la aceptación de su imagen corporal. Resulta complejo acoger estos procesos, a veces tan complicados de entender para las mujeres, y por ello, narran y demandan lo importante que es informar con el mayor número de detalles posibles, con un trato cercano y comprensivo, para así, acoger dignamente el proceso que está por vivir, aunque sea complicado.

> El cáncer es mío, soy yo quien lo va a vivir y como no soy médico creo que es importante que se pongan en nuestro lugar y que tengan la amabilidad de darnos toda la información que yo necesite. Me llamó el cirujano y me dijo: «la espero mañana, es usted muy joven y la quiero a primera hora en la consulta para darle un completo». No entendí nada, ¿¡un completo!?, fue un desastre, se me cayó el mundo encima. Me acuerdo que estaba en un entrenamiento de mi hijo de fútbol, ¡madre mía!, era una sensación de ¿qué está diciendo?, lo peor es que no te lo crees. Te lo están diciendo y tú piensas: ¡eso no es verdad, yo no tengo nada! Me costó muchísimo. Me caían sudores. Acudí a la cita y tuve que esperar mucho. Saben hacer su trabajo, son profesionales, es verdad que siempre encuentras a gente que empatiza mucho contigo, pero me faltaba información, hablar, que yo pudiese decir lo que sentía y poder hacer preguntas.

Algunos países, como el Reino Unido, su política sanitaria aboga por un alejamiento del seguimiento rutinario de los supervivientes de cáncer y establecer un mayor énfasis en las necesidades individualizadas, la promoción de la recuperación, la salud y el bienestar, la cercanía en el trato y en las relaciones (Department of Health, 2011; Richards et al., 2011). También las mujeres narran cómo el encuentro personalizado, cercano y afectuoso con el personal sanitario es primordial y básico para asumir y acoger la noticia de la enfermedad con más serenidad, aún dentro de la dificultad. Las mujeres coinciden que recibir la noticia de un cáncer es doloroso, terrible, y al mismo tiempo, es un momento clave a nivel personal y también una oportunidad de reencontrarse consigo mismas, de mirarse como mujer, para recuperar aquello que han perdido y dedicarse un tiempo para sí mismas, como nunca lo habían hecho antes.

> Rosa me hizo la mamografía, la ecografía, la biopsia; se sentó conmigo y me dijo: mira, esto es un año para ti. Un año que tú tienes que afrontar con naturalidad. Disfrutar de todos los cambios que va a ver a tu alrededor e interiorizarlos. Le hice caso todo el tiempo. Fue un año de decisiones importantes en las que acogí mi enfermedad y me acogí a mí, como nunca antes había hecho. Enfoqué la enfermedad de una forma distinta y a veces me siento rara. Todo a tu alrededor se vuelve cáncer. Y entonces acogí con paciencia y con fortaleza lo que se me venía encima. Es como que me llené de fuerza y seguí viviendo con normalidad esta enfermedad, no con tragedia. Preguntaba, me informé, seguí mi vida normal, por supuesto entré en shock y pensé de todo lo que se suele pensar. Me sentí mujer y miré adelante.

Cuando la noticia sobre el cáncer de mama es un diagnóstico certero y concreto todo un torbellino de pensamientos, miedos y pesares asolan a la persona. *A mí me pilló muy joven con 33 años, me noté el bulto, estuve seis meses dando vueltas, imagina con dudas, con llanto… Me dijeron que no tenía cura porque era un triple negativo y que operación, quimio y no sé cuántas cosas más* (silencio y emoción al contar). *Asumí y me dije: con lo que sea yo para adelante y con fuerza por mis hijos, por mi familia.* En el libro *Diario de Batalla, mi lucha contra el cáncer* de María Ángeles Durán (2023), se relata de forma biográfica y narrativa la importancia que tiene poder hablar y expresar los pequeños detalles, las «batallas» en el proceso de diagnóstico, las decisiones ante las terapias que se ofrecen, cómo y para qué la atención personalizada hospitalaria y sobre todo, cómo al narrar se está dando cada mujer permiso para nombrar, aceptar y acoger las emociones y vivencias por la que pasa en este tránsito.

Las mujeres relatan que cuando se sabe que se tiene cáncer y se ha de comunicar la noticia a los familiares es un momento horrible, tienen que sacar fuerzas para ellas y para los demás. La decisión de comunicarlo es compleja. No se trata solo de tener la enfermedad sino también el hecho de cómo afectará o se implicará la familia. Cada mujer es un mundo, cada mujer una realidad. *No fue fácil, pero yo decidí hacerlo de forma progresiva. Primero dije que me había notado un bultillo en el pecho y que me iban a operar, luego que quizá me quitasen la mama entera, que dicen los médicos que así es mejor. Después me dijeron que me pondrían quimio y que el pelo se me caería. Así que les dije a mis hijas que quería que me acompañasen a elegir la peluquilla, ¡por si acaso el pelo se me caía!* (sonríe).

Los testimonios de estas mujeres revelan que este es uno de los peores momentos. Podemos hablar aquí de mujeres resilientes porque asumen la dificultad para convertirla en posibilidad, resignificando sus emociones y dándoles un lugar central, no solo en sus cuerpos a través de lo que sienten, sino compartir con quiénes le rodean el sentido y las sensibilidades de lo que están viviendo. Cada decisión implica un acto en el que ponen en circulación sus emociones, como acto de valentía y sororidad (Ahmed, 2015). Los testimonios de las mujeres nos hacen pensar en lo que Sara Ahmed defiende como un feminismo de las emociones. Ella dice que este tipo de feminismo pone en valor el asombro y la esperanza —frente al miedo y el dolor—, como claves para comprender lo que una mujer quiere ser. El asombro implica una nueva percepción del mundo que abre a otras posibilidades de actuar en él, porque es creativo e iluminador de realidades que pueden pasar desapercibidas, por pequeñas que sean. El asombro contiene esa capacidad de hacer nuevas las cosas, de dislocar todo convencionalismo, toda normalidad y abrirse a nuevas posibilidades para transformar, imaginar y confiar en el cambio. La esperanza es la confianza en un futuro mejor y activar actos de justicia social, consigo misma y con los demás, aun cuando aquello que duele o que es inevitable parezca imposible de realizarse o de transformarse (Ahmed, 2015; Liedo, 2022).

Ellas cuentan que este proceso les ha ayudado a saber cuándo y cómo pedir ayuda, necesitan sentirse acompañadas porque es un camino duro y largo en el que han aprendido a distinguir cuando es necesario una soledad personal y cuando no quieren sentirse solas. *Cuando me enteré me sentí muy mal, claro, pero luego me dije: ¡Para adelante y ya está! Lo que más me preocupaba es como mi familia se lo iba a tomar. No quería que sufrieran por mí, aunque es inevitable. Es muy importante la actitud de la familia, porque son los que más cerca están de ti. Necesitas de ellos para todo y también para que te dejen sola a veces.* Ellas saben que este proceso requiere voluntad, cercanía y compromiso de la familia y de otras redes afectivas cercanas, incluso a veces, en este tránsito aparecen personas que están pasando por procesos parecidos y son de gran ayuda. *Sí, Efican ha sido un espacio fantástico, porque te encontrabas con mujeres que han pasado por lo mismo y no necesitas contar nada, nos entendíamos solo con mirarnos y eso se agradece mucho.*

En este camino de acompañamiento, ellas consideran que, aunque son muy necesarias las instituciones que invierten y se dedican al cáncer, sería importante que los mensajes que emiten no unifiquen a todas las mujeres. Crear solidaridad es importante, aporta fuerza por una causa, es necesario, pero a veces, no se sienten identificadas con los modelos o dinámicas políticas y sociales que se tratan de homogeneizar el cáncer y a las mujeres.

> A mí no me gusta que nos llamen guerreras porque no somos guerreras, ni supervivientes, ni leche fresca (silencio). Yo no estoy en guerra, sino que tengo una enfermedad que tengo que aprender a asumir y afrontarla de la mejor manera posible. Aceptar mi cuerpo ahora de otra forma, con otras dinámicas. Mi experiencia es que realmente del cáncer una se cura con el tratamiento y con muchas otras ayudas, familiares, amistades e incluso conocer a otras personas que pasan por lo que tú estás pasando. Sí, es verdad que la actitud sirve, pero más para una

misma. Este lema de que tu actitud lo es todo no me gusta mucho, tampoco la campaña todo rosa, es más una política que quiere identificar a todas las mujeres por igual. Hay muchas otras cuestiones que tienes que asumir y mirar hacia adelante con todo lo que venga. Es importante hablar de ello sin miedos.

Hablar en profundidad, lo que es compartir desde lo profundo aquello que sienten, que viven, que no conocen o de lo que tienen miedo no es tan fácil y echan de menos espacios en los que se puedan apoyar y hablar sin tapujos, porque *no se trata solo de opinar, sino hablar desde la experiencia que cada una tenga, porque cada mujer tiene una realidad y un contexto diferente. Hablar del cáncer no es cosa fácil, ahora quizá ya hay más información y conocimiento.*

Estas mujeres destacan que quizá un tema pendiente es conjugar la información de personas expertas, los aportes de la investigación y la propia experiencia vivida en sus cuerpos y realidades. *Si quieres profundizar en lo que sientes tienes que buscarte tus propios medios, en eso he tenido poca ayuda, nadie te dice, más bien te buscas tú tus propios recursos, como hablar con tu familia, contar lo que te pasa de forma selectiva a algunas amistades, pero hablar en profundidad con personas expertas, médicos, oncólogos, asistencia social, etc. ¡No! Quizá esta sea la primera vez que hablo de cosas profundas sobre el cáncer, porque tampoco es agradable hablar ni ir por ahí contando tu vida. Pero siento que esto es muy necesario, la enfermedad no es solo medicarse y cuidarse físicamente, ahora que he pasado por esto, creo que esto es así.*

Hablar con otras personas de una cuestión tan delicada como es el cáncer de mama implica reconocer ciertos estigmas con los cuáles las mujeres a veces no se sienten identificadas. *Tenemos derecho a salvaguardar nuestra imagen y a ir asumiéndola como algo natural y algo que sucede. Tampoco ayuda tanta publicidad sobre la imagen de la mujer como la mujer perfecta, atractiva, poderosa. Soy lo que soy con o sin mis tetas. Algunas campañas publicitarias ayudan a esto que digo, pero es que casi nunca se cuenta con nosotras en primera persona, como ahora estamos haciendo.*

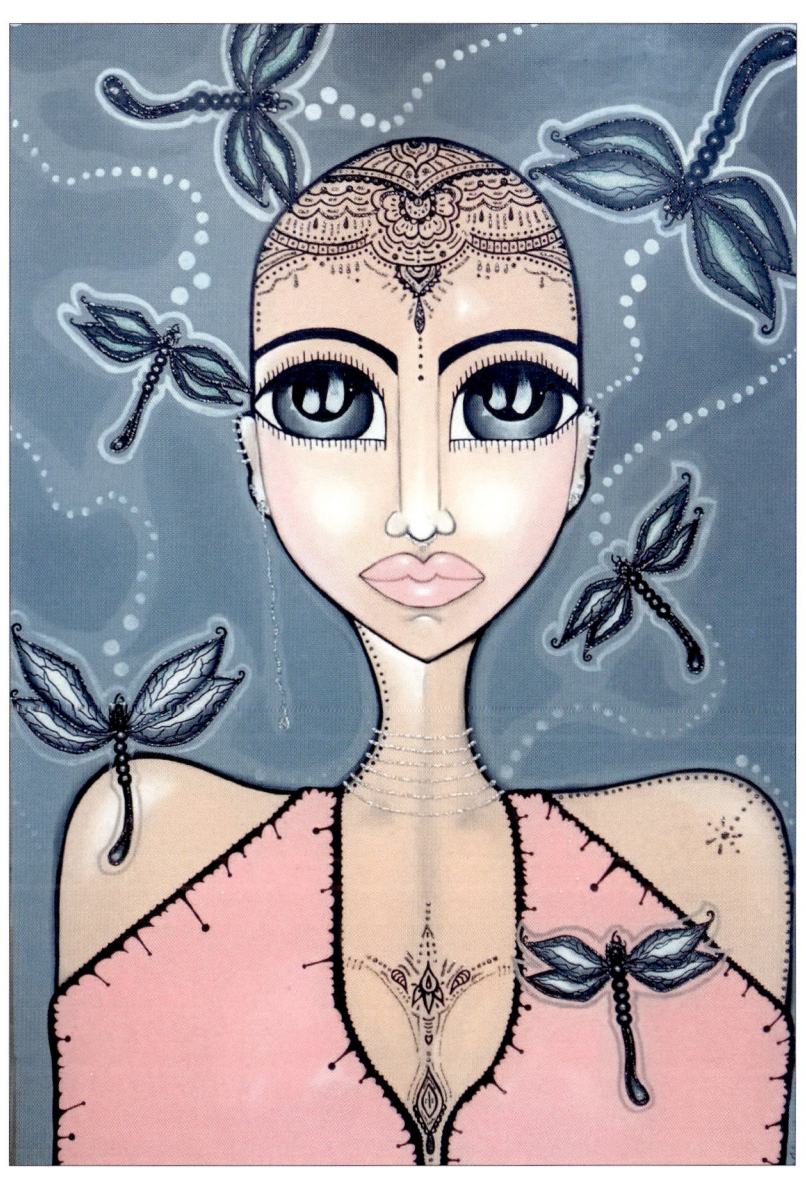

Un largo camino (Óleo)
Melina Martín

El largo camino de los protocolos médicos

En el camino
Marian López

Me cuesta recordar cómo empezó todo, porque lo viví como un sueño, pero si de algo estoy segura es que la persona que soy ahora es gracias a ese «Sueño-Realidad» que viví durante 12 meses.

Pasó muy rápido, me diagnosticaron en pocos días y a partir de ahí una vorágine de sentimientos, emociones y miedo, mucho miedo. Pero eso, fue al principio, cuando tomé conciencia de la situación, decidí tomar las riendas de lo que estaba en mi mano y confiar en lo que pasaba a mi alrededor, yo no tenía el control.

¿Qué recuerdo? Que todo el tiempo quería que mis hijas y mi madre me viesen bien y en ningún momento mi situación les causara desazón, ni preocupación, ni tristeza. Y decidí vivirlo con naturalidad, en mi entorno; no me planteé acudir a ninguna asociación.

¿Qué pasó después? Pues que todo fue bien, que tuve mucho tiempo para pasear, leer, pensar, encontrar paz interior… en definitiva para vivir. ¿Y después de después? Pues, tenía que reconducir mi vida, mi alimentación y mi vuelta a la realidad.

Pero ¿por qué estoy aquí?, ¿por qué estoy escribiendo esto? Pues porque llegó a mi vida un proyecto de la Universidad «Ejercicio y cáncer» y fue un boom. Descubrí el ejercicio y vi cómo mi cuerpo y mi mente mejoran día a día. Y aquí estoy con esto formando parte de mí, pero no una parte pequeña sino un eje alrededor de lo que gira el resto.

Y para terminar… dar las gracias a todo el equipo del proyecto que me han acompañado y me han enseñado, para poder seguir después mi camino sola.

Gracias a mis compañeras con las que compartí el proyecto, vuestra fuerza e ilusión, me siguen dando fortaleza y paz interior. Y, gracias a mis hijas, que día a día me hacen fácil el camino. ¡¡¡Os amo!!!

No hay dos cánceres de mama iguales, a pesar de que haya protocolos y pruebas estandarizadas. Los avances científicos y médicos han sido determinantes en la supervivencia de este tipo de cáncer. Como apunta Capelán et al. (2017), muchas mujeres pueden adaptarse bien tras completar tratamientos iniciales como cirugía, quimioterapia, radioterapia y tratamiento biológico para el cáncer de mama precoz. Sin embargo, este no es inevitablemente el caso, y las mujeres pueden estar en riesgo de una amplia gama de efectos físicos y psicosociales a largo plazo después de su diagnóstico y tratamiento (Armes et al., 2009; Harrington et al., 2010; Harrison et al., 2011; Valdivieso et al., 2012; Burg et al., 2015).

De ahí, como dicen estas mujeres, compartir lo que se vive y cómo se vive es crucial para mitigar algunos de los efectos psicosociales que dejan los tratamientos y *si ello es compartido desde otras experiencias quizá el camino sea más llevadero.* Audre Lorde (1980) en su libro *Diarios del cáncer* va narrando desde su propia experiencia aquello a lo que se enfrenta y afronta. Explicar el dolor que sufre tras la mastectomía, asumir el duelo, tomar la decisión de no querer utilizar prótesis, las conversaciones que mantiene con el equipo médico, las dudas y esperanzas son un ejemplo de cómo compartir este largo camino de protocolos, también de interrogantes y de experiencias, a veces insólitas, a veces llenas de miedos, oscuridad.

Estas mujeres son conscientes de ello y lo ponen en valor, aunque *reconozco, ahora que ha pasado tiempo, que se ha avanzado mucho y que se ha mejorado en muchos aspectos técnicos y médicos. Pero nadie me dijo que pasaría por siete operaciones. Se me descolgó el pecho, me pusieron expansores, no tenía ni idea de lo que eso era. Si alguien me hubiese informado yo me hubiese preparado. Nunca se sabe por lo que vas a pasar, pero es muy importante hablar de ello sin tapujos, sobre todo el personal sanitario ya que tienen mucha experiencia.*

Hablar del proceso operatorio y de los protocolos a seguir puede tener diferentes significados como a veces entrar en derivas, a veces en oportunidades, a veces en incertidumbres. En cualquier caso y como estas mujeres nos cuentan, un largo camino, necesario sí, *pero quizá sería más apacible, una vez más, si tuviésemos infor-*

mación cercana, más amable. Las mujeres narran el proceso de operaciones como un paso inevitable que las enfrenta a varias facetas de sus vidas. Por un lado, consigo mismas ya que *es lo que toca y no queda otro remedio, pensar en mí y en como esto me va a cambiar la vida.* También con su imagen, *lo del pelo lo llevé fatal, inmediatamente me fui a comprar una peluca, es que no te ves y además todo lo que significa el pelo para las mujeres.* Por otro lado, con un cambio de identidad corporal: *te sientes fatal al pensar en la pérdida de tus pechos, es algo para lo que no se está preparada.* Sin embargo, aunque son importantes estas cuestiones pasan a un segundo plano porque lo importante es pensar y entrar en un proceso de curación,

> Para mí lo importante ha sido curarme. Mira yo tengo vaciamiento axilar, ¿veis? Me quitaron los ganglios, me levantaron la areola, me quitaron el tumor. Tengo un pecho más normalito y otro más extraño, pero, aun así, es todo mío. Es importante que te hagan una buena cirugía, no siempre es así. Tengo compañeras que, ¡madre mía!

El afrontamiento de la realidad del cáncer es diferente para cada mujer. Ellas saben que las pruebas y los protocolos tienen su proceso y sus exigencias. El miedo a la enfermedad, no tanto a la enfermedad en sí como a lo que significa en relación con la muerte, está siempre presente. Po eso, tener información y poder hablar de todos los factores que intervienen, del proceso e incluso de los miedos que les asolan sería muy importante para afrontar el proceso protocolario,

> Yo, ya llevaba bastante encima, ese miedo que se te mete en el cuerpo cuando te dicen tienes cáncer de mama. Me hubiese gustado que me explicaran a lo que iba y a lo que me tenía que enfrentar. Vomité en la máquina. Me empiezan a hacer la resonancia, estaba boca abajo tumbada y sientes algo que te punza, ¡tu cuerpo reacciona! Luego, en seguida la biopsia, yo no sabía lo que era eso de la biopsia y cuando me la hicieron, la primera vez mi cuerpo reaccionó. Y reaccionó mal. No te muevas, sentí miedo y no saber qué.

Un cuerpo operado de mamas queda marcado para siempre y repercute especialmente en lo que significa el cuerpo de la mujer no solo a nivel anatómico sino cultural y socialmente. Las mujeres buscan ante su nueva corporeidad no solo aceptarse a ellas mismas sino también la validación de otras personas (Rodríguez-Reinado et al., 2020). La reconstrucción de las mamas forma parte también del proceso, de los protocolos y de los avances médicos en cirugía plástica. La forma de vivirlo, según narran las mujeres, son diversas como diversas son ellas y diversas las formas de sentirse y ser mujer. Sus testimonios así lo reflejan,

> Yo no tenía ninguna intención de reconstruir las mamas, ahora soy así y así quiero seguir, pensaba, pero a veces tienes que aceptar que los que tienes alrededor no te quieren ver así.

> A mí no me importaba que me viesen así, sin mamas, con mis cicatrices, me sentía extraña pero así era yo ahora, mis hijas me decían que no estaban acostumbradas y que les molestaba verme con las cicatrices.

> En mi casa siempre hemos tenido costumbre de no cerrar puertas y de andar desnudos; mis hijos se extrañaban de verme así y aprovechaba para hablar de esto.

> Es delicado este tema, no me impresionaba verme sin tetas, pero yo sí quería reconstruirlas, me quedaron unas tetas magníficas, he dado teta a mis niñas y se me quedaron muy caídas, me reconstruyeron las mamas y el pezón lo tatué, todo se ha quedado fantástico y sigo haciendo toples en la playa. Hay que mirar lo bueno de esto.

> Yo sí que tenía claro que quería reconstruir mis tetas. También estuve mirando por lo privado, pero es demasiado caro. Al final me quedo así, una más alta que otra, un pelín, es por la piel que pierde elasticidad por la radioterapia, decidí que nos más operaciones y quedarme quieta.

En cuanto a los protocolos, ellas nos cuentan con una sensibilidad especial, el de la quimioterapia. Al compartir lo que vivieron en esos momentos se emocionan, algo se turba en sus expresiones al hablar del dolor, de la debilidad y fragilidad que sintieron. La quimioterapia —esencial para su recuperación, así lo narran ellas— es a la vez el eslabón más débil por el que las mujeres sienten que se pueden resquebrajar todas sus fortalezas y energías para afrontar la enfermedad,

> Al principio lo pasé muy mal, el cuerpo se me quedaba dormido, me quedaba lista de papeles, el cuerpo se acostumbra a todo, incluso a la debilidad.
>
> Era Navidad y ya me habían dado la primera quimio y como soy más chula que un ocho, yo decía: a mí no se me va a caer el pelo, ¡con la cantidad de pelo que tengo yo! ¿cómo se me va a caer el pelo? ¡vamos, ni de coña! Es que es muy duro cuando te estás lavando el pelo y ves cómo se te cae a manojos, aún me queda dentro esa sensación, es como que se te quiebra la cabeza, como que algo se te rompe por dentro.
>
> Con la quimio, los tres primeros días, solo estaba en mi sillón. Todo me molestaba, hasta oír el teléfono, no tenía ganas de hablar. No estaba ni triste, ni mala, no sé, no era yo, no tenía ganas de nada, solo estar tranquilita. Luego vas mejorando, haces cosas poco a poco, pasear, caminar…, eso me salvaba. Pero ese cansancio terrible que no puedo ni explicar, eso sí que ha sido muy chungo.

Una vez más, sus testimonios ponen de relieve la importancia de una sensibilidad especial por parte del personal sanitario. La Sociedad Americana del Cáncer (Runowicz et al., 2016) recomienda encarecidamente por parte de la atención primaria no solo desarrollar eficazmente su labor informativa sobre la importancia de mantener un estilo de vida saludable, vigilar los síntomas post-tratamiento que puedan afectar negativamente a la calidad de vida y controlar el cumplimiento del tratamiento endocrino, sino y junto a ello, una labor de comprensión y acompañamiento ante posibles necesidades específicas. Sin embargo, estudios como los de Hewitt et al. (2007) y Romieu et al. (2023) muestran como a pesar de estas recomendaciones aún queda un largo camino en este sentido, fundamentalmente por las dificultades y barreras a nivel administrativo, falta de personal cualificado, disponibilidad de tiempos y saturación de los servicios sanitarios.

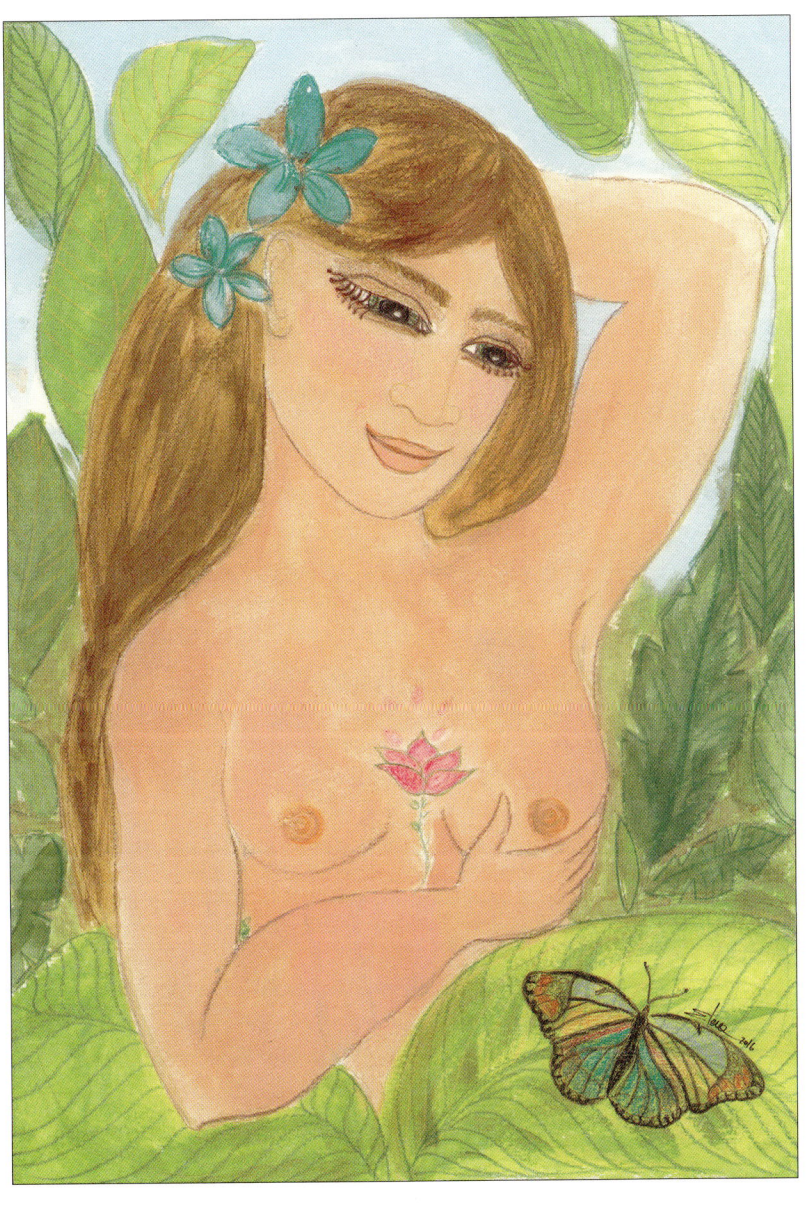

Amo mis pechos
Elena Caballero

Nuestros cuerpos

Tuve la talla XL ¡ya no! La voy dejando (ríen), con paciencia.
También tuve la S e incluso la XS, sí la más pequeña, antes del
cáncer; he pasado por todas las tallas con el cáncer, así te puedes
hacer una idea de lo que mi cuerpo ha sufrido o cambiado. Mi
experiencia ha sido dura. Me pusieron la prótesis, pero al final
da igual mi aspecto porque sigue descolgado, ¡me da igual!, no
lo pienso, sigo entera, si queréis puedo enseñarlas ahora mismo
mis dos tetas (risas), ¡a mí me da igual! También me dieron
radio, toda la zona está como acartonada, quemada, más mo-
renilla —pero no de moreno, ¡no! También me han injertado
piel, pero nada. Le dije a mi médico -fue hace dos años— ¡es la
última vez que entro! Lo hagas bien o lo hagas mal, me da igual,
yo no voy a entrar más. Ya, pero es que no me gusta porque eres
muy joven. Que me da igual que sea joven. Ya os dije en su momento que no me hubiera importado no tener el pecho. ¡Esto
de la juventud!, que a mí me da igual. Que ahora hay sujetado-
res con bolsita aquí. Sí, pero luego tú te lo ves en tu casa, te ves
en un espejo y te da depresión, me decía (...) Al principio sí que
me veía y decía ¡uf!, porque evidentemente se nota la diferencia
entre los pechos, ¡sí que se nota! Al principio el pezón lo tenía
aquí (se señala), se me fue atrás. Ahora en la última operación
me lo han puesto delante, pero tengo pezón, tengo aréola. Al
principio decía: ¡qué cosa más fea! ¡estoy yo para enamorar!
Siempre decía lo mismo: ¡estoy yo para enamorar! Y a mí ¡¿qué
me importa enamorar?!¡Si es que me da igual, yo estoy bien! No
tengo ninguna enfermedad, me da igual tener pecho, no tener
pecho, tenerlo más grande, tenerlo más pequeño, ¡es que me da
igual! Yo decía: ¡el día que pueda me voy a poner unas pedazos
de tetas que verás! Pues ¡toma las tetas! Ahora, si yo volviera
atrás diría: ¡y una leche! ¡me las quito enteras! No, yo no me
pondría pecho.

La literatura existente (Angilletta, 2017) cuestiona por qué las
mujeres deben estar atractivas durante la enfermedad y, también, por qué la imagen corporal va tan unida a la autoestima.
Esta autora plantea cómo algunos estudios consideran que la

reconstrucción mamaria puede ser una «técnica de normalización», al mismo tiempo, que cuestiona esa supuesta normalización a partir de los cánones que se construyen socialmente como, por ejemplo, el símbolo de feminidad y sensualidad que hay en torno al cabello largo. La ausencia de pechos o la reconstrucción de estos, así como, la pérdida del cabello, han de ser, entre otras cuestiones, elementos a reflexionar a partir de las voces de las mujeres afectadas y no desde cánones socialmente atribuidos y vinculados a estereotipos patriarcales.

Las mujeres plantean la complejidad que supone la toma de decisión sobre algunas intervenciones en sus propios cuerpos y la capacidad/libertad que tienen para decidir por sí mismas sobre aquello que afecta a su imagen corporal y a la percepción de ellas mismas, como son los pechos. Sobre estas cuestiones expresan que, ante las posturas médicas, aún consideradas como buenas y positivas, haría falta más espacios y disposición para el diálogo y la escucha a las mujeres para que puedan tomar sus propias decisiones, al mismo tiempo que informar con claridad y transparencias sobre el proceso y sus consecuencias, así como, de los afectos y sentimientos que puede generar la pérdida de las mamas, la reconstrucción del pecho y de la aréola y la imagen del propio cuerpo.

> He echado en falta poder hablar del tema antes, durante y después. Sobre todo, para hacerme una idea de lo que ello suponía para mi cuerpo y para mí misma. Después de ver y buscar no sé cuántas imágenes de mastectomías y reconstrucciones, ¡madre mía! se te pone el vello de punta, pero al menos a mí ¡me han dejado bien! He visto reconstrucciones con injerto de grasa de tu propio cuerpo, en el abdomen y se queda un costurón que no es agradable ¡la verdad! Yo tengo prótesis y no están las dos tetas iguales. Si ahora pudiese no hubiese pasado por este proceso de reconstrucción del pezón. Me hubiese dejado la cicatriz de la mama de lado a lado y ya está. Ahora tengo una diferente a la otra, pero por suerte hay sujetadores que te rectifican. Lo único que cuando te ves desnuda tú lo ves, ves algo que no. Pero bueno, ya está, ¡que no se ve muy mal! Yo ya me voy acostumbran-

do. Al principio es durillo, porque te ves rara. Por eso es muy importante poder hablar, conocer y saber de todo esto a priori.

Otro aspecto importante es la pérdida del pelo, de cejas y pestañas. Perder el cabello, *mi pelo,* como ellas suelen referirse a él, es también un proceso que afecta a su propia imagen física y a su intimidad. La experiencia de perder el pelo está también vinculada a la manera en cómo cada mujer ve su propio cuerpo, sus necesidades y la manera personal de construir su apariencia física. La primera vez que viven la pérdida del cabello o del pelo sienten afectada su estética facial y su propia expresión personal. Se trata de un momento especialmente duro de afrontar.

> Es que yo quería que no se me notase (risas). No es que yo qui-siera peluca. Es que yo quería que no se me notase. No quería que nadie supiera que yo tenía cáncer (...) yo ya sabía que iba a ser duro para mí. Mi marido me afeitó la cabeza. Y fue muy duro, ver cómo se caía mi pelo ¡las veces que me acuerdo, siem-pre se me viene a la mente ¡se me caían unos lagrimones! El ruido de la maquinilla y ver el pelo caer, es muy fuerte, es muy impactante (...) En la penúltima quimio también se me cayeron las cejas, no me las pintaba, pero las pestañas sí. Yo tenía unas pestañas muy largas y con la quimio se perdieron también, así que me pintaba las cejas para disimular (...) a mí sobre todo me impactó el pelo y la tez, el blanco, el amarillo, el pajizo ese.

El proceso para asumir la pérdida de pelo significa, de algu-na forma, reconocer que la enfermedad va a hacer estragos muy palpables a nivel físico, sobre todo en su imagen corporal. Las mujeres reconocen que este momento afecta, especialmente, a su aspecto e imagen física, y también, a la creencia que tienen sobre su identidad como mujer. Mostrarse sin pelo se asocia a la enfermedad y ello implica que los demás te traten en relación con ello. Usar peluca —o pañuelo— es un recurso para man-tener la privacidad y la necesidad de no tener que estar dando explicaciones, aunque se perciba claramente que tienes cáncer. Al mismo tiempo, implica asumir que la identidad física puede cambiar y que no por eso dejan de ser ellas mismas. ¡Mira! En ningún momento me llegué a reconocer sin pelo, y no es porque sea coqueta ni nada de eso, sino que me miraba y es que no parecía yo. Yo no me reconocía en el espejo, no sé por qué, pero no me reconocía, me costó bastante. La peluca me ayudó mucho personalmente porque era como mostrarme tal *cual, y que no se me notara mucho, así evitas preguntas incómodas. Aunque por un tiempo tengas que desaparecer de tu vida normal, luego todo va siendo más natural. Elegí la peluca antes de ponerme muy mal.*

Al mismo tiempo, también viven el hecho de la pérdida del pelo como una oportunidad para mostrar la enfermedad a través de otros recursos que pueden ayudar a paliar el rostro pálido que la quimio deja o descubrir que hay otras formas de cuidarse personalmente para generar imágenes más amables de las mujeres con cáncer de mama.

> El pañuelo ha sido uno de esos descubrimientos para mí. Me regalaron una peluca, pero me la he puesto muy poco. Yo siempre llevaba el pañuelo me resultaba más cómodo. Cuando me ponía peluca me daba la sensación de que me miraban, no sé por qué y eso me incomodaba personalmente. Hay pañuelos preciosos y además me han enseñado a llevarlos con otros estilos (...) A mí, sin embargo, me encantan los gorros y sombreros y esto ha sido una oportunidad para usarlos, me veía guapa (...) me pilló en invierno la caída del pelo y mi hijo me quitaba el gorro y se pasaba la vida acariciándome porque le encantaba el tacto de mi cabeza, eso ha sido otro descubrimiento, lleno de placer para mí.

También es interesante resaltar el significado que la pérdida o ganancia de peso y el cambio corporal tienen en ese «nuevo cuerpo» que se presenta con la enfermedad. Se trata de una nueva forma para reconocerse a sí mismas. *Cuando me miraba al espejo me veía muy fea* (silencio profundo), *¡sí muy fea! Lo que sí me llamó la atención fue que no me impresionó verme sin la mama. Yo creía que me iba a impresionar muchísimo y no, ¡no, no! Eso no me impresionó nada. Pero estaba muy fea y me sentía* *muy fea. Tenía la cara inflamada de los corticoides y yo soy super coqueta. Se me cayeron las cejas y las pestañas, ¡estaba fea! Engordé diez kilos, también me vino la menopausia, me puse «zampona». Yo siempre he sido súper-superdelgada y ahora mira, cogí peso, ahora estoy en 70 kilos, nada habitual en mi constitución, pero es lo que hay. Es algo que llevo regular porque me gustaría estar en lo de siempre, ahora soy otra. Durante el tiempo de la enfermedad siempre quería estar como yo había sido siempre, con mis pestañas, con mis cejas, pero vas asumiendo que todo te cambia.*

Algunos estudios, como los de Vázquez-Ortiz et al. (2010), confirman la necesidad de aceptación de la nueva corporeidad como una cuestión básica a abordar por parte de los profesionales bien como parte de los protocolos médicos o bien a través de procesos de atención psicosocial. El cuerpo, como lugar de encuentro con la propia intimidad, es una fuente de expresión de necesidades, expectativas y deseos que influyen en el modo de relación que cada mujer tiene consigo misma. En sus relatos destacan que la actividad física y el movimiento les ha ayudado a este encuentro con sus cuerpos de forma más amable, cercana y cuidadosa. *Si yo me encuentro bien con mi cuerpo también los demás se dan cuentan.* El cuerpo se les ha revelado como un lugar desde el cual también puede expresarse y desde el cual pueden ser comprendidas. Ellas dicen que la aprobación de los demás sobre su nuevo aspecto físico es un apoyo para persistir y que abre la puerta a otro modo de conocerse a sí mismas. Independientemente de tener o no pecho, reencontrarse con sus cuerpos ha sido un proceso de afrontamiento que se descubre paso a paso, poco a poco, y que quizá resulta difícil compartir o expresar a otras personas,

> Me siento todavía muy cansada. Todos los días me siento muy cansada, pero bueno, yo le digo a mi cuerpo: ¡tira para adelante! le hablo, a mi brazo también le hablo y le digo: ¡vaya tela!, sobre todo cuando me duele y se pone tonto y le digo: ¡no te pienses que me voy a estar quieta! Hacer actividad física me ha salvado,

aunque en el confinamiento lo he pasado mal, porque no podía hacer casi nada.

También influye mucho el hecho de que tú te aceptes y aceptes lo que está pasando, pongas todo lo que puedas de tu parte y que los demás también te ayuden, así ya todo fluye (silencio, se emociona). Si tú aceptas tu cuerpo así, todo fluye (otro silencio largo). Los demás también han de aceptarte así y si alguien no lo entiende o no me acepta tal cual, pues no cuenta, no suma. Necesitas alrededor gente que sume. Quizá es una de las cosas que hay que aprender a expresar.

El cáncer de mama tiene que ver también con cuestiones estéticas. Aunque al principio te quiten el pecho no es una cuestión estética, luego sí lo es. El médico me aconsejó la reconstrucción para que luego cuando me viese no me diera depresión, que no me pusiera mal al verme con un pecho mal o sin pecho, siendo tan joven. Realmente si lo pienso ahora, y por todo lo que he pasado, valoro más curarme que tener el pecho, pero es algo que no me atrevía a decir en esos momentos porque toda la gente me decía que era mejor reconstruir.

Todo lo vivido con el proceso de cáncer de mama es un aprendizaje para la vida. A lo largo de la historia y desde un punto de vista sociocultural, el cuerpo de las mujeres se ha representado como cuerpo objeto, para la seducción, símbolo de belleza, reproductor y de crianza, etc. Han sido las campañas publicitarias un estímulo para poder hablar del cáncer abiertamente, pero al mismo tiempo, también contienen formas estereotipadas de presentar el cáncer.

Sin embargo, las mujeres dicen que tener cáncer de mama ha sido una oportunidad para replantear(se) el modelo o los modelos de cuerpo impuestos, a la vez que, una oportunidad para mostrar al mundo la belleza del cuerpo desde una dimensión menos estereotipada y sí más humanizada,

> Que me quitaran uno de los pechos era secundario. No me importó, a mí no me cuesta verme en el espejo sin él. Yo me quiero igual (se sonríe) y esto es muy importante para que las personas

de tu alrededor también te vean normal, porque ellas me quieren igual. Yo soy la misma persona con un pecho menos.

Si eres mamá eso de ducharse sola es como una utopía (risas). Así cuando me duchaba, mis hijos entraban tan normal y me preguntaban. Les explicaba lo que es una mastectomía. Hasta hace poco no tenía pezón. Un día me dice mi hijo: mamá, ¿cuándo te vas a poner la puntilla? y le digo: no lo sé, pero mira que no pasa nada tampoco si no la tengo. Y me dice: bueno, si no la tienes ¿no te mueres? ¿no?

Yo nunca me había visto plana, al principio te impacta. Después de ver no sé cuántas imágenes por internet, ves a la gente totalmente plana con el costurón. Cuando yo me vi, me quedé así, callada y me dije: ¡anda! Este primer impacto no fue nada negativo para mí, quizá menos de lo que esperaba, al principio no me gustaba, pero bueno, ya me he ido acostumbrando, es lo que hay y es otro aspecto físico que tiene tu cuerpo y no pasa nada.

Cuando la muerte te rodea la única opción es vivir
Carolina González Fernández

Yo era una niña como cualquier otra, extrovertida, feliz, disfrutona, … que por circunstancias de la vida un día eso cambió por sufrir bullying en el colegio... rondaba la muerte por mi cabeza, pero el ejercicio me salvó, él siempre estuvo ahí…

Crecí y me licencié en Ciencias de la Actividad Física y el Deporte y me especialicé en salud, quería ayudar a personas a mejorar su vida a través del ejercicio tal como él me ayudó a mí.

Un día un vuelco sentí en mi corazón, ocurrió al notar que algo andaba mal en mi cuerpo, mi pecho tenía un bulto y me asusté, no era normal y así fue, me diagnosticaron cáncer de mama, todo pasaba muy rápido, entre querer entender y querer hacer todo lo que había que hacer para recuperar mi vida, esa vida que tanto me costó conseguir; otra vez la muerte me rondaba, pero ahora sería distinto porque yo elegí que quería vivir… Le dije a mi mente que había que aguantar, que mi cuerpo lo iba a soportar.

Empezó la quimioterapia, el pelo se cayó, la independencia desapareció, sensaciones que jamás podré explicar y que pocas entendemos... ¡yo quiero vivir!

Estoy cansada de que me digan todo lo que no puedo hacer, así que decidí centrarme en lo que sí y recordar a mi muleta que siempre me apoyó, el ejercicio. Decidí estudiar y especializarme en ejercicio y cáncer, entendí realmente que había tenido el aliento de la muerte más cerca que nunca pero que no hay que tener miedo, hay que actuar y hay que aprovechar todas las herramientas que tenemos a nuestro alcance para sobrevivir, y no os equivoquéis que no soy ninguna super heroína, solo fui una mujer con ganas de vivir, con decisión y actitud para entender que lo importante era hacer lo que hay que hacer en cada momento y que esto va a ser un compromiso de vida eterno conmigo.

Ahora aporto mi experiencia y mis conocimientos, mi manera de entender la vida y respetar la muerte, no es un tabú, ha sido el medio para crear una versión exponencial de cada persona, porque sí se puede, porque solo hay que poner el alma en lo que haces y creer fielmente que eres capaz.

A día de hoy sabemos los múltiples beneficios del ejercicio en cualquier enfermedad crónica y más aún en una enfermedad como el cáncer, el ejercicio individualizado y en su correcta dosis a cada paciente mejora la tolerancia de los fármacos, mejora la toxicidad limitante, disminuye los efectos secundarios e incluso los revierte, aumenta la supervivencia a largo plazo y disminuye el riesgo de sufrir una recidiva o cáncer secundario o comorbilidades asociadas a los tratamientos, repercute en la mejora de la percepción corporal, autoestima, depresión... El ejercicio no cura el cáncer, pero te puede salvar la vida como a mí me la salvó y me la sigue salvando cada día.

Cuando la sombra de la muerte te aceche elige vivir.

Miedos, incertidumbres y emociones

> Todo lo que me ha marcado a mí ha sido el miedo, lo peor es cuando me dieron mi diagnóstico, fue terrible. Te lo están diciendo y tú: eso no es verdad, yo no tengo nada. Me costó muchísimo. Recuerdo cuando estaban haciendo las pruebas para el diagnóstico: ¡madre mía! Me caían unos sudores terribles. Fueron tres horas, pero yo lo viví como una eternidad. Escuchaba la máquina 'tiqui tiqui ti' y me decía a mí misma: que no hay nada, que no hay nada, no te preocupes, está todo bien (...) Pero no fue así. Es un momento en el que todo se derrumba, sientes miedo a morir, miedo a lo que queda por venir, miedo a perder a tus seres, miedo a todo (...), parece que cuanto más tiempo te alejas del fuego inicial, de eso que no sabes lo que tienes por dentro, te vas relajando, pero ¡no!, el miedo siempre está ahí. Te dices una y otra vez: bueno, lo que tenga que ser será, no sé, piensas que lo mismo mañana tranquilamente me puede dar un infarto, nunca había pensado que te vas a morir, aunque ahora tampoco lo pienso mucho, pero esos momentos son de un miedo terrible. Se te queda en el cuerpo. Tendrían que ayudarnos a sacar ese miedo del cuerpo. A mí me ha servido mucho pasear, caminar, hacer actividad física al aire libre sin presión, cuidarme, relacionarme con otras mujeres, hablar con mujeres que pasan lo mismo que tú, pero sin hablar del tema porque no es necesario, sabemos en lo que estamos, reírme, reírme mucho, fluir con lo que cada día me pasa, no sé, el miedo es como que desaparece y te centras en lo que puedes hacer cada día.

Villatoro-Reyes y Cruzado (2023) evidencian que el miedo a la recurrencia del cáncer es una de las consecuencias más frecuentes en las personas supervivientes del cáncer de mama a pesar de que se constata una baja tasa de mortalidad en este tipo de cáncer. Suele ser momentos para replantearse el sentido de la vida. El estudio de Palacios-Espinosa et al. (2015), ha permitido aproximarse a la comprensión tanto del cáncer de mama como de los cambios que este genera en el significado de la vida y de la muerte. Destacan que el estudio también ha permitido comprender la importancia de la familia y de la red de apoyo en esta experiencia y el sentimiento de lucha y fortalecimiento del rol social de la mujer para afrontar la enfermedad, así como, la necesidad vital de hablar de ello.

Es muy importante poder expresar aquello que cada mujer siente a lo largo del proceso. Ellas han contado cómo cuando lo expresan o lo comparten se quitan presión, aunque no dejan de sentir y pensar sobre aquello que expresan. *Al principio ahí en el sofá sin poder hacer nada, pero hubo un momento que me dije que vale, aunque estoy cagada de miedo y me falten fuerzas, hay que salir, decir lo que necesito e ir poco a poco y frente al miedo quizá la fuerza de voluntad y ver que tú eres también importante para quien te rodea. Es importante formar parte activa de tu curación, aunque te digan que no puedes hacer esto o aquello, coger pesos o hacer esfuerzos. Aprendí a escuchar mi miedo y a mi cuerpo.*

La emoción que les embarga desde el momento en que tienen conocimiento del cáncer de mama es el miedo. Quizá este aspecto es común a cualquier enfermedad difícil, compleja o crónica. Ellas dicen que no hay nada diferente con otras enfermedades por las que han tenido que pasar con familiares. Quizá el cáncer de mama y siendo tan jóvenes, esta enfermedad se presenta en un momento de sus vidas que desestructura su vida familiar al estar inmersas en procesos de crianza, de desarrollo profesional, de construcción de relaciones de pareja o de proyecto de vida. Un momento que les sitúa frente a frente con el temor a la pérdida, a la muerte, al ahora qué va a ser de mí. Sus miedos están relacionados con aspectos vitales de su ser mujer y con todo aquello que las vincula a su vida personal, familiar y de amistades. Estos son los círculos más importantes y son los que ponen en valor a pesar del miedo que sienten. El miedo a morir, el miedo a sufrir, el miedo a no poder con la enfermedad, el miedo a que todo se complique, el miedo a dejar de disfrutar de lo importante de la vida, el miedo a no aceptarse y ser aceptadas en la intimidad. Cualquier miedo puede ser afrontado de una u otra manera para aceptar la enfermedad como algo que ocurre en la vida y seguir para adelante. Lo importante, dicen, es no encerrarse en el miedo a pesar de seguir sintiéndolo,

> Tenía claro que quería celebrar la comunión de mi hija y reunir a toda la familia, era como una despedida para mí, por si acaso (silencio), sí, por si me moría. Ese día lo recuerdo ahora y me emociona mucho, mira se me saltan las lágrimas. Ver a toda la familia feliz ¡Nos lo pasamos genial! Amigos, familia… No puedo seguir hablando, me emociono (llora). Me remueve mucho (silencio) ¡Es que cuando dijeron tienes cáncer de mama, mis niñas eran muy pequeñas! Solo pensaba en ellas, ¡qué iba a ser de ellas!, pensaba en que no les faltara nada; veo las fotos de ese día y aún me viene al recuerdo lo que yo estaba pasando por dentro. En realidad, me estaba despidiendo a mi manera. Aún sigo aquí, pero siempre está ese resquemor a que te puedes ir.

> Yo lo único que quiero es que tú te veas bien, me decía mi marido. Lo que no quiero es verte mal. Jamás me ha visto llorar. Me ha oído, pero no me ha visto llorar. Jamás he tenido una mala cara, siempre he estado riendo, siempre he estado pasándomelo bien, intentado que los demás se lo pasaran bien. Yo tenía miedo, me daban bajones ¡claro! y los sigo teniendo. No me gustan los malos rollos (...) Te das cuenta de que la vida se va en un 'pis pas'. Hay muchos problemas en la vida, mi marido, por ejemplo, ahora no tiene trabajo y podía estar llorando por los rincones ¡pero no! Esta enfermedad nos ha dado otra perspectiva. Sientes mucho miedo, pero también muchas ganas de seguir adelante, de buscar otras cosas.

> Cuando pasas por un proceso en el que hay gente que se muere ¡uff!, piensas que también puedes ser tú una de ellas. La verdad que siento que me he vuelto más asustadiza, me siento más pequeñita, quizá necesitas un poco más de cariño, ternura, no sé algo así, porque te sientes muy frágil. Esta enfermedad me ha enseñado muchas cosas, a decir lo que me pasa, a sentirme y cuidarme más, pero vamos que te enseña dándote cañilla. Te dicen que tú eres fuerte, bueno, depende, pero no queda otra que encarar, o afrontas o te enfrentas. Prefiero decir que miré de frente todo lo que me venía. No hay otra.

Quizá el tiempo que ha pasado desde que tuvieron la enfermedad permite pensar y vivir los miedos en perspectiva. Uno de esos miedos es la sexualidad y como ellas cuentan, el cáncer de mama toca de una forma especial la vida más íntima, algo de lo que comúnmente no hablan ni tampoco nadie les informan. Las mujeres cuentan que aparecen temores, resistencias e incertidumbres sobre cómo vivir la propia intimidad y sexualidad.

Nadie me dijo nada de esto cuando me operé el pecho. Quizá es otra de las cuestiones que tendrían que informar y formarnos. Es cierto que lo que menos te importa es perder un pecho si esto te salva, pero también es cierto que toca toda esa forma de sentirte mujer. El cáncer me ha hecho que no quisiera tener ningún tipo de intimidad con mi pareja, ¡ni que me tocara, ni que me viera, ni nada! Tuve unos meses fastidiados cuando me quitaron el primer bulto y me operaron por segunda vez. Recuerdo tocarme esa zona solo para lavarme. Yo no me podía tocar nada. Lo hacía rápido para no detenerme, me vestía y punto, me miraba, pero de reojo. Se me fue por un largo tiempo la lívido, no le dije a nadie nada de esto. He buscado alternativas con mi marido, pero nadie te dice nada de esto. Esto es algo tan íntimo que se presenta de repente y claro te afecta a todo, también a la relación de intimidad con tu pareja. Me hubiese gustado quizá conocer más mi cuerpo, tener otra conciencia corporal y así ayudarme a mí y a mi pareja.

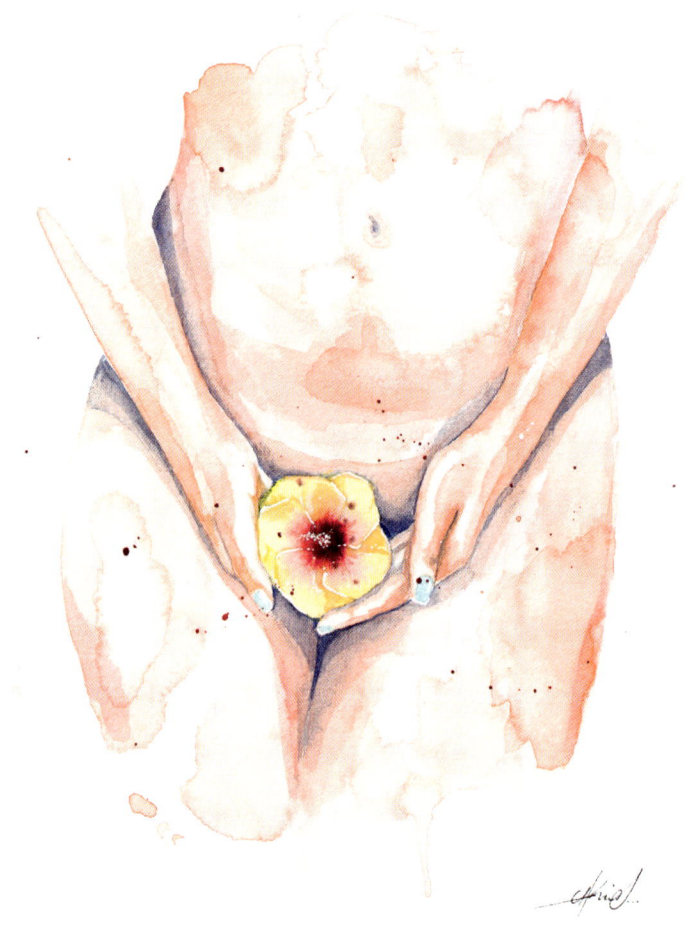

Inmarcesible
@Akris.painting

Como toda enfermedad, el cáncer de mama es un aprendizaje para la vida. «Aprender a ser la mujer que quiero ser»

Las mujeres han contado que tienen sentimientos encontrados cuando piensan en todo lo que ha supuesto el cáncer de mama y lo que han sufrido sus cuerpos; por un lado, el dolor, los cambios físicos y estéticos, así como, la idea —siempre latente— de lo efímero del cuerpo, de la muerte; y por otro, la posibilidad de repensar su cuerpo, de redescubrir otras formas de cuidarlo, respetarlo, amarlo y relacionarse con él como no lo habían hecho antes. Las teorías feministas crip también aportan un marco de referencia para el análisis de las experiencias de estas mujeres. Estas señalan que los estereotipos sobre la diversidad funcional se combinan con la forma de entender la corporeidad. Así, el cuerpo normativo sería el deseado frente a los cuerpos disidentes a esa norma (Mareño, 2021). Por ello, cualquier diversidad funcional está atravesada y afectada además por el ideal de belleza, por el «mito del cuerpo perfecto» que no estaría afectado por la debilidad, la pérdida de algún miembro o el dolor (Galler,1984).

No es fácil situarse en las ambivalencias o tensiones que las mujeres viven ante la enfermedad, de igual forma que no es fácil distinguir la ambivalencia entre lo personal-íntimo, lo privado y lo social. La supervivencia está en juego y ello será lo que guíe las decisiones que toman respecto a sus cuerpos. En sus narrativas subyace la idea de redescubrirse como mujeres en la medida que quieren decidir qué y cómo quieren hacer con sus cuerpos y esto implica un aprendizaje que les ha hecho cambiar sus vidas. Algunos de esos «descubrimientos» los relatan así,

> Yo, si tengo la oportunidad de vivir, entonces quiero hacer todo lo que esté en mi mano. Decidir estar de otra forma con la familia, he desarrollado un sentimiento como de querer estar siempre cerca de ellos y no ocupar el tiempo con cosas banales o siempre trabajando. Es algo que he descubierto y que se queda ya para siempre, incluso a partir del infarto que le dio a mi marido después. He madurado, creo en estas cosas, no pierdo el tiempo en bobadas.

¿Tú crees que yo ahora me voy a enfadar porque me diga cualquier cosa dura en el trabajo? ¡NO y NO! Si tengo que regañar a mis hijas o decir algo contundente en el trabajo, lo digo, pero me doy la vuelta y me echo a reír, no me quedo pillada en eso. La vida, después del cáncer es otra cosa, para qué sufrir si se puede vivir, eso antes para mí era impensable.

Uno de los aprendizajes más importantes ha sido aprender de forma consciente los límites que pone el cáncer en la vida personal y en lo cotidiano. Sus testimonios hablan de aprender a ser mujer y para ello hay que borrar la imagen que socialmente se impone de ser una supermujer. Mujeres que trabajan fuera de casa, dentro de casa a jornada continua y perpetua, además de otras muchas ocupaciones derivadas del cuidado y responsabilidades familiares. El cáncer, según cuentan, ha ayudado a la familia a reconocer el papel que tienen en el hogar y a repensar y concienciar sobre cuestiones de género no solo en el seno familiar sino también en ámbitos profesionales, sociales y personales

Antes lo hacía todo, ahora he aprendido a parar, a decir hasta aquí, no puedo o no quiero, esto es de todos y a ver como funcionamos de otra manera. Durante el cáncer me he sentido muy enferma, no podía ni con mi cuerpo. El cáncer te limita y ese límite es lo que a mi familia le ha hecho ver. No puedes hacer ni una cama, ni maquillarte bien, ni peinarte, ni ducharte, te lo tienen que hacer todo. Siempre piensas que eso llegará alguna vez cuando sea muy viejita, pero cuando se presenta a los 39 años, entonces, ¡madre mía! Ahora ya tengo la movilidad perfecta, pero atiendo también mis límites y las necesidades que tengo como no lo hacía antes.

Antes era como que tenías que llegar a todo, en el trabajo, en la familia, con las amistades. Ahora ya puedo y me permito decir ¡basta! Quizá es más complicado en el trabajo, pero aprendes a asumir solo tu parte, lo que es de tu responsabilidad y no cargarte más para demostrar que vales. La valía ya la tengo yo, soy yo, y eso se lo debo al cáncer (…) Durante el tiempo de Efican también pude darme cuenta de esto. Llego hasta donde llegue y no por eso soy más débil, más o menos fuerte, más o menos atlética. El cuerpo te habla de sus límites que hay que respetar y esos límites también es un respeto a ti misma como mujer.

La experiencia vivida con el cáncer ayuda a repensar el sentido de ser mujer. Sus cuerpos abren la puerta a profundizar en una nueva percepción y valoración del concepto que tienen de sí mismas como mujeres. Este redescubrirse, aun teniendo cáncer, supone una emancipación-liberación de sí mismas, un aprender a ser mujer desde un lugar de responsabilidad y cuidado consigo misma sin anularse, sin invisibilizarse o resignarse ante los demás. Huir de estereotipos como el de supermamás o guerreras ha sido un paso importante para sus vidas y para determinar la mujer que quieren y desean ser.

A nivel cultural nos echamos muchas cargas encima, muchísimas. He aprendido, por ejemplo, con mis hijas a no estar encima de ellas y a enseñarlas a que tienen que seguir su camino solas, que yo estoy ahí para ayudarlas, que el camino se lo tienen que abrir ellas. Yo les achucho, pero no pasa nada que tropiecen y vuelvan a levantarse por sí mismas. Antes del cáncer solo era protegerlas (...), tienes que seguir adelante con lo que te toca, salir al parque con mis hijos, ir a la compra, médicos, cuidados personales y todo eso, pero desde otro lugar donde tú puedas decir lo que puedes o no puedes.

Sufría lo más grande por los demás y yo esa carga también me la he quitado; he aprendido que cada uno tiene que cargar su mochila. Yo ¡con todas no puedo! ¡Me he quitado tantas cargas!, que claro, ahora me siento más libre. Me he quitado el rol de mamá cuidadora, enfermera, protectora, porque las mujeres llevamos y nos imponen esta carga.

Lo que he vivido en el cáncer de mama me ha enseñado a tener más paz interior, más tranquilidad y a cuidarme más. A tener más paciencia (silencio) conmigo, creo que todo lo que me importaba antes ahora me importa un carajo (risas y silencio). ¡Sí es así, al carajo lo que resta! Ahora mi vida es cuidarme para poder cuidar lo que me rodea de una forma más libre. Yo antes no me cuidaba.

Antes de la enfermedad yo era muy controladora, quería tenerlo todo controlado y tenía prioridades que ahora no tengo. Ahora hago, más aún, lo que yo quiero (risas). Yo siempre ponía a mis hijos por delante. Ahora es importante pero no es mi prioridad, mi marido no es mi prioridad, mi familia no es mi prioridad… Yo soy la prioridad. Y no me siento ni superwoman ni nada por el estilo, por eso digo que no me gusta que nos llamen guerreras, porque no somos guerreras. Soy una mujer que vive y aprende a vivir con lo que se ha presentado y con lo que queda por presentarse. Somos mujeres normales. No somos guerreras, yo no tengo porqué luchar contra nada, ni tengo que ser madre, trabajadora, mujer divertida, guapa ¡no! ¡Ah, lo llevas todo para adelante!, ¡pues no! Porque a veces no puedo (silencio que emociona). Yo formo parte de mi tratamiento y de mi curación, pero yo no estoy luchando contra el cáncer. No es una batalla, porque tú no puedes elegir. La quimio es la quimio, las pastillas son las pastillas, eso te cura, a veces te sientes morir, pero cura. Otra cosa es todo lo que tú busques para sentirte mejor y ayudar de forma activa a tu recuperación (...) Para mí esto ha sido descubrirme por dentro y como mujer.

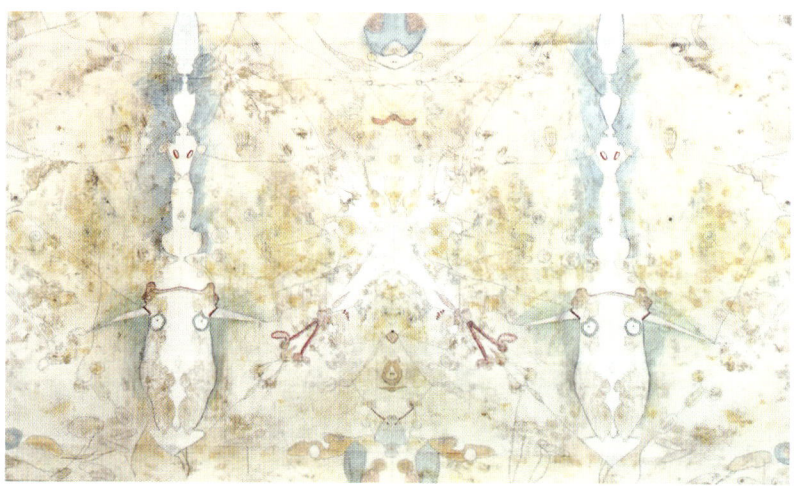

HUESITOS (Técnica mixta sobre lienzo)
Bárbara Shunyí

2
La atención médico-sanitaria

Resiliencia
María Dolores López Castillo

Resiliencia es una palabra que cuando la escuché por primera vez me llamó la atención, no sabía que se me quedaría marcada para el resto de la vida.

He aprendido que Resiliencia es la capacidad de adaptación de un ser vivo frente a un agente perturbador o estado o situación adversa, pero para mí ha sido un proceso de aceptación, adaptación ante algo que jamás hubiese pensado que podría pasarme a mí, que estaría conmigo para siempre y que marcaría mi vida, para bien y también para mal.

Cuando me diagnosticaron cáncer yo no pensé en mí sino en mi familia, mis hijas y mis amigos; pensé en los demás.

Pensé que tendría que ser fuerte y que no me vieran sufrir. De hecho, lo único que quería era sobrevivir a esa situación. No me importaba ni cómo ni cuándo, solo pensaba en salir de ese mal trago.

El momento fue duro, todo lo que vino después fue peor. La operación para quitar el bulto del pecho, otra para quitar la mama, otras tantas para quitar el extensor y otras tantas donde me pusieron grasa en la mamá masterizada.

Si no me equivoco, ¡pues he perdido la cuenta!, creo que he entrado una siete veces al quirófano. Para mí ha sido duro entrar al quirófano, cada vez que entraba no sabía cómo saldría de ahí. La última vez que entré dije que sería la última vez, que no lo haría más. ¡Quién me lo diría, siempre me ha dado miedo hasta de sacarme sangre!

En fin, la vida te hace tener retos y este para mí ha sido uno. Desde que he pasado por esta experiencia me he dado cuenta de muchas cosas: valoras todo de otra manera y empiezas a ver la vida de otra forma. Siempre he sido muy familiar, me encanta estar con mi familia y disfrutar de ella, pero, sobre todo, me gusta disfrutar de mis hijas. Desde que tuve cáncer siento que las estoy sobreprotegiendo a las dos ¡y ya han pasado 10 años! La mayor tiene 21 años, la pequeña 18, y sigo protegiéndolas. No quiero que sufran, me siento culpable de haber estado enferma y que ellas sufrieran en silencio, porque la verdad es que lo han hecho así, en silencio. Sé que no es culpa mía pero el sentimiento de culpabilidad no se quita.

Ahora solo quiero estar feliz delante de ellas, no me gusta enfadarme e intento llevar todo por buen camino. Ahora estamos muy unidas, aunque hemos pasado malos ratos, ahora estamos bien. Con respecto a mi marido él siempre ha estado ahí, me ha apoyado en todo, me ha bañado, me ha llevado al baño, me ha dado de comer y no le ha importado nada, solo quería hacerme feliz y que yo me encontrará lo mejor posible.

Mi madre, la pobre, ha sufrido también todo en silencio, siempre a mi lado apoyándome y ayudándome a mí, a mi marido. Mis hermanos también intentaron siempre que yo no estuviera mal, ellos también han sufrido mucho en silencio. Soy la mayor de tres y somos una piña, ellos cuentan conmigo y yo con ellos, nos pedimos consejo y nos ayudamos bastante.

Ahora sé, que el significado de la palabra Resiliencia, para mi significa la fortaleza que tienen todos los pacientes y los familiares que pasan por esta enfermedad llamada cáncer, porque tienen que sobrellevar estas situaciones difíciles, en las que no quieres perder el control.

En este capítulo se aborda la relación interpersonal que se establece desde el inicio del diagnóstico entre paciente y profesional médico-sanitario. Esta relación afecta a la forma de recibir la información, el proceso del tratamiento y las distintas pruebas diagnósticas. Las mujeres narran que en este proceso aparecen necesidades o demandas que les hubiera gustado tener en la atención hospitalaria y en el seguimiento de la enfermedad una vez superada. El estudio de Rondon et al. (2018) resalta especialmente el cambio de vida que supone este cáncer para las mujeres. Han de reemplazar actividades cotidianas y de ocio, abandonar empleos, ser señaladas por la sociedad como mujeres al borde de la muerte, acostumbrarse a observar ausencias corporales y ser sustituidas por accesorios, enfrentarse a procedimientos médicos fuertes, luchar contra el sistema de salud, concentrar la mayor parte de su tiempo en exámenes médicos, protocolos. Aún con todo ello, también se destaca que las mujeres que pasan por estos complicados procesos reflejan fortaleza, tenacidad, esperanza, valor por sí mismas y conceden un valor especial a la vida.

Primer momento del diagnóstico. Las primeras informaciones

Las mujeres echan en falta un poco más de humanización o empatía, por parte del personal sanitario, sobre todo en los inicios y con las primeras informaciones. Esto no se da de forma generalizada, pero es una demanda que lanzan para toda persona implicada en este proceso. También cuentan que les hubiese gustado tener desde el inicio informaciones claras y precisas sobre los protocolos médicos. *¡Nadie te explica nada! Por lo menos a mí nadie me ha explicado nada. El primer tumor como me lo noté yo sola en casa (...) Yo me lo noté un 18 de abril y a mí me operaron un 29 de mayo del primero. O sea que fue todo deprisa, sin pensarlo. No te explican nada. Ven para acá, esto así, así, así.... Ya está. Luego cuando me lo quitaron en la Mediterráneo... ¡venga a tu casa! Me fui a mi casa y me dijo un conocido: coge los informes y vete la semana que viene a Torrecárdenas. Me tocas* *en la puerta tal y me los das, para poder meterte. Porque claro, por lo privado la radio no te la dan aquí en Almería, te la dan en Málaga y la quimio tampoco. Me dijo: ve con estos informes para que estudiemos todo el caso en Torrrecárdenas para meterte, que te den la quimio y la radio, pero esto hay que estudiarlo. Me llamaron en agosto.*

Si ya de por sí la primera noticia impacta, las mujeres destacan que las primeras informaciones suelen darse con mucha frialdad. A lo largo de las entrevistas las mujeres demandan un mayor cuidado en estos momentos, aun sabiendo que no es fácil dar ni recibir la noticia, ya que se trata de un momento delicado, en el que se ha de procesar, digerir y asimilar todo lo que implica ser una mujer con cáncer de mama. *Cuando vi el informe tú tienes curiosidad, lees y le digo a la enfermera: ¿esto significa que tengo cáncer? ¡Ay no lo sé!, me dijo: si quieres espera un momento que llamo al doctor. Pues vale. Salió y le digo: mire usted es que no entiendo esto bien, ¿significa que tengo cáncer? ¡Pues claro! ¿Qué quieres que te diga? ¡que tienes cáncer! Y yo le dije: ¿perdone usted? ¿me lo podría decir de otra manera? Pues tú me estás diciendo que te diga si es cáncer, ¿no? ¡Pues sí, es cáncer! ¡Ve a tu médico que te lo vea bien! Vale (silencio). Ya no dije nada más, me subí en el coche y me fui. Es que ¡las formas de decirlo, las formas de hacer las pruebas! He hablado con otra gente sobre esto y para muchas personas este médico es como un dios, ¡para mí no! Pero es como todo (...) Sin embargo, hay otras personas, también en Torrecárdenas que se acercan, te miran, te dicen de otra forma, más cercana. Así es como tendría que ser siempre.*

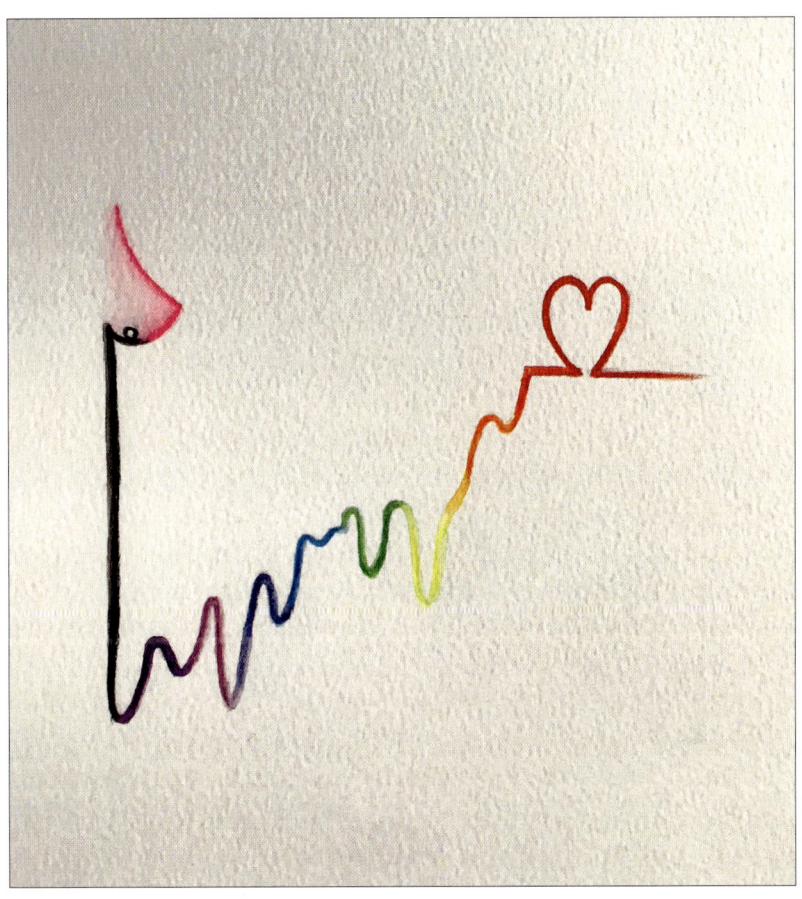

*La caída en picado con el descubrimiento del cáncer y
las subidas y bajadas durante el proceso*

Maite Raya

Los tratamientos

Llegas a la consulta y como siempre estás en estado de shock, cada vez que entras a una consulta de cirugía, de oncología o de lo que sea, es como que te vas arrastrando, esperando a ver lo que los médicos te dicen. Las mujeres comentan que son momentos complicados, sobre todo, porque saben muy poco acerca de lo que los médicos proponen. A veces desde su experiencia dicen que son pocas las explicaciones y que quizá tienen el derecho a conocer más, para también, poder decidir. *Hubo un momento que me propusieron una operación del pecho y yo dije que no a la operación, que habría que pensar en otra solución. Cogí información, toda la que pude para poder tomar conjuntamente soluciones (...) recuerdo que cuando comencé con los tratamientos perdí peso, a no tener fuerzas, necesitaba ayuda de profesionales. Entonces busqué a alguien que me ayudara, y esa fue mi entrenadora personal.* Las mujeres comentan que al inicio sienten una cierta distancia o deshumanización, quizá porque les falta información o no tienen los suficientes conocimientos útiles. Cuentan que esta es una cuestión que se repite a lo largo de las consultas, la falta de comunicación o empatía y el tiempo de dedicación por parte de los profesionales. *Llegué a la consulta, me senté y recibí el mazazo. No sabes qué preguntar y te dicen lo mínimo. Tienes cáncer del tipo tal y cual. Te haremos pruebas que ni siquiera sabes de qué van y luego veremos qué tipo de quimio. No hay preguntas, no hay nada más, al menos así lo viví yo.*

La incertidumbre y el nerviosismo es algo que está muy patente durante el proceso de pruebas de diagnóstico. Las mujeres comentan que, aunque son momentos difíciles, los profesionales están acostumbrados a este tipo de métodos, y quizá por ello sienten una cierta distancia emocional, a veces incluso frialdad, ante la forma de dar la noticia. También suele ser habitual dar el diagnóstico y comenzar el proceso sin ayuda de otros profesionales. *Te haces muchas preguntas y no sabes ni qué decir en esos momentos porque ves que solo te dice lo que hay que hacer. Tú te preguntas: y ¿si me sale algo entre medias en este tiempo que me están haciendo pruebas? También es duro, creo que sería muy bueno que alguien desde el principio hasta el final te ayudase, incluso psicológicamente y que te hablaran menos técnicamente, más cercano, no sé (...) Lo pasé fatal con las pruebas de resonancia y tuve que decirle a quien me atendía algo así como que no me hablase de esa forma. Pensé: ¿es que no te estás dando cuenta que no me entendéis? Me puse muy nerviosa, mi cuerpo se movía solo. Pensaba, si estáis tres personas aquí, al menos una, ponerme la mano, aunque sea en la espalda, ¡joroba! ¡ponedme la mano! Lo dije y menos mal que se lo dije, porque si no, no me la ponen. El médico se dio cuenta que yo no me podía ni vestir.*

La experiencia que han tenido estas mujeres en el inicio en sus tratamientos también está marcada por elementos estructurales de los servicios de salud. Al igual que refleja el estudio de Cadet et al. (2021), las mujeres conocen bien los servicios sanitarios y destacan las largas esperas, el poco tiempo del que disponen los profesionales para una atención con calma, la falta de información sobre los tratamientos específicos por una parte del personal sanitario o la falta de adecuación de espacios para que sean lugares amables y acogedores. Ellas expresan haberlo vivido todo de forma un tanto distante, fría y con poca empatía. Saben que son momentos muy delicados, en los que se sienten muy vulnerables, con miedo y con cierto sentimiento de soledad. Por ello, estas mujeres hablan de que quizá el proceso, los espacios y las relaciones deberían estar más humanizados.

Me dije que no me lo iba a tomar a mal toda la falta de humanidad que sentía, entiendo que es todo tan frío, es que no está preparado para las necesidades que tiene una mujer; tú estás en estado de shock, vas de consulta en consulta, solo una vez me mandaron al psicólogo y aquello me resultó patético.

Una de las enfermeras me sentó y me dijo: de pronto te vas a pensar que tienes depresión, un día vas a llorar como si fueras una adolescente y no sabes por qué estás llorando, otro día te vas a reír, pero lo único de todo esto que te he dicho que te va a pasar es que se te va a caer el pelo, el resto puede ser que te pase, puede ser que no. No entendí nada.

Desde la experiencia que narran estas mujeres, el tratamiento no ha de poner el foco exclusivamente al proceso de quimioterapia. Existe también lo que ellas llaman un tratamiento-acompañamiento una vez finalizado este proceso. Sienten cierto abandono y falta de asesoramiento y acompañamiento hacia esta nueva etapa en la que han tenidos secuelas desestabilizadoras y devastadoras para sus cuerpos a causa de los tratamientos.

> Terminas el tratamiento y no tienes ningún sitio donde ir. No te mandan a ningún sitio. Te aconsejan que tengas revisiones y una vida normal, pero por ejemplo a mí, no me dieron ni me dijeron nada sobre el linfedema que tenía, sí me dieron un papel que ponía: levántate todas las mañanas y hazte así con las manos y mueve el brazo así y así. Pero cuando estás en tu casa sentada en tu cama haciendo esto, pienso pues sí está bien, pero quiero algo más, yo al menos lo quería (...) Voy al tratamiento del linfedema porque tengo que ir, porque forma parte del proceso y hay que ir porque te tiene que ver la médica rehabilitadora, pero el tema de los vendajes y el manguito para el brazo con linfedema no lo veo, siento que me sirve de poco. Además de vendaje, creo que se necesitan algo más de ejercicios. Me explicaron solo una vez cómo hacerlo y que a partir de ahora tendría que hacerlo yo, ¿es que soy yo 'fisio' para hacer eso? ¡Tiene que haber otra solución! Y efectivamente, hay otra solución: el deporte. Pero claro, yo eso no se lo puedo decir a la médica rehabilitadora, ¿cómo se lo voy a decir? (...) A mí ya no me ve nadie más que la ginecóloga, que me manda mi eco y mi mamografía, mis tumorales y ya está, porque el oncólogo ya me dijo: si quieres venir, vienes y si no, no vengas. Para mí es menos agresivo que me vea mi ginecóloga que también es una oncóloga y me manda lo mismo. No sé, te quedas así, un poco ¿abandonada?

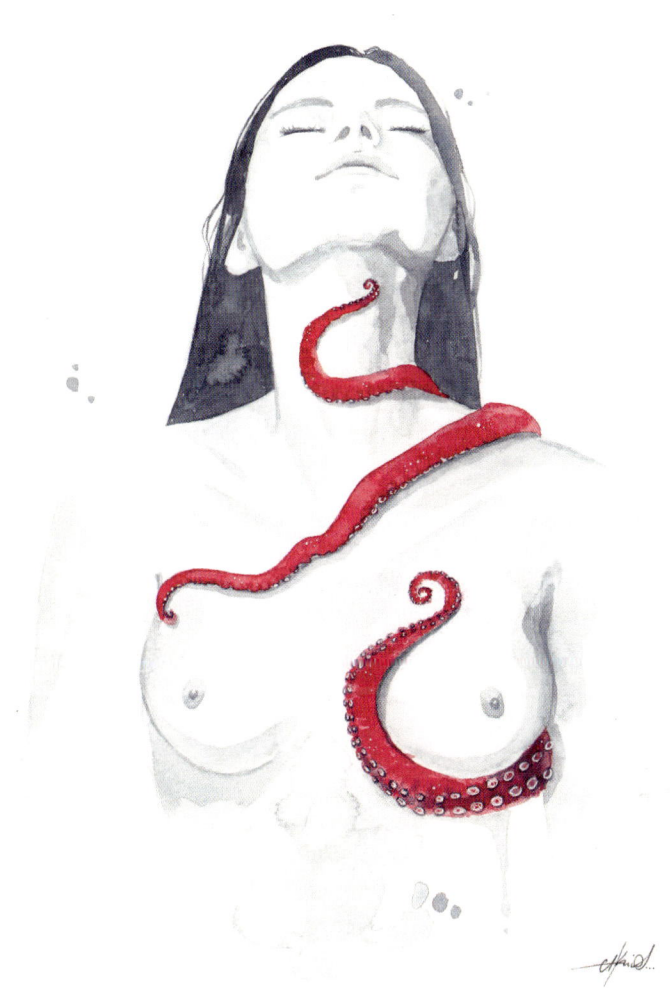

Woman Octopus
@Akris.painting

Lo que necesitamos: un equipo multidisciplinar

Las mujeres entrevistadas destacan algunos aspectos del sistema sanitario andaluz. Ponen en valor la profesionalidad, conocimiento y medios de los que son beneficiarias. Destacan la labor profesional de todo el equipo sanitario, no obstante, la falta de especialistas en oncología, la diversificación de los servicios orientados a las necesidades reales que tienen las mujeres con cáncer de mama, así como, mejorar las unidades de oncología son algunas de sus reivindicaciones después de la experiencia vivida. También los estudios, como el proyecto PRECAMA, destacan la necesidad de equipos multidisciplinares en los que se combinen aspectos genéticos, metabólicos, médicos, estilos de vida y atención psicosocial (Romieu et al., 2019). Unido a esta interdisciplinariedad, otros estudios como los de Paulo et al. (2021), muestran la demanda y uso de terapias integradoras como alternativas que generan efectos positivos en su salud y promueven el auto equilibrio físico, mental y emocional desarrollando efectos positivos en la sexualidad y la vida de las personas,

> Yo creo que hay una falta de tiempo; cuando vas a oncología, vas a los tratamientos y es: entras, 'pin' analítica, 'pin' sesión…, o sea, ¿cómo estás?, bien… ¡otro! ¡otro! ¡otro! (ríe). O sea, falta de oncólogos. Yo creo que, si ellos tuvieran más tiempo, más formación en la forma de atención o de otros aspectos, porque vas a la consulta y detrás de donde está sentada la oncóloga tienes un cartelito que te pone: consejos para una vida sana: haga deporte, no fume, no beba, tome una dieta equilibrada. O sea, algo así como muy general. Ellos te dicen lo que debes hacer y ya está, sin más explicación, consejos o diálogo. Creo que, si hubiese más tiempo, no tuviesen tantos pacientes por médico, estuviese en otras condiciones o tuviesen personas que le ayuden o un equipo diverso, multidisciplinar, sería todo más amable, pero si llevan así funcionado toda la vida, también se acomodan.

Al mismo tiempo, estudios como el de Noriega et al. (2023) muestran la importancia de incluir estrategias de afrontamiento conductuales, cognitivas, de recursos psicológicos, afrontamiento orientado al enfoque existencial, a la evitación y recursos interpersonales y de apoyo social para abordar las múltiples facetas que se ponen en juego en este tipo de cáncer. Las mujeres también plantean la necesidad de profesionales de diferentes ámbitos, además de los médicos. Hablan de la falta de profesionales de la psicología, orientadores del mundo laboral, profesionales de la actividad física, nutricionistas, fisioterapeutas, etc. desde el inicio, durante y después de los tratamientos. Señalan la necesidad de equipos multidisciplinares que ofrezcan, además de tratamientos, otras alternativas y terapias para la recuperación y el equilibrio de la salud mental, afectiva y social,

> creo que debería haber un grupo multidisciplinar, alguna consulta, algo que llevase los tipos de problemas que aparecen. Yo creo que eso sería importante después de vivir un proceso oncológico. Tener siempre un apoyo donde haya un grupo y que te explique que tu proceso físico y mental va a cambiar y ayudarte a encauzar el cambio. No todo el mundo es capaz de encauzar su vida por sí misma.

> Sería necesario la parte psicológica. Un psicólogo o un coach como se llama ahora. Un médico, un ginecólogo, un nutricionista, un entrenador físico, un enfermero, como punto de partida. Lo primero es un sitio donde la mujer pueda acudir y encontrar respuestas de todas las dudas, que al final son las mismas las que tenemos todas. Los patrones son prácticamente idénticos en todas. Empezaría por ahí, no hay y lo que hay has de buscarlo por tu cuenta y es todo muy caro.

La importancia del movimiento y la actividad física

Nuestras mujeres
María del Mar García Martínez y Nuria Moreno Poza

Somos unas afortunadas. Esto nos ha cambiado la vida. La mejor etapa de nuestra vida. Aprendizaje constante. Amor por los siete costados. Estas frases son las que repetimos cada vez que hablamos de lo que este proyecto ha supuesto para nosotras.

Hace exactamente cuatro años, cuando estábamos acabando la carrera, un profesor nos escogió y nos brindó la oportunidad de formarnos en Entrenamiento y Cáncer. Desde el primer momento nos sentimos afortunadas de poder formar parte de algo tan bonito como lo que ha sido este proyecto. Nos formamos durante un tiempo y en un abrir y cerrar de ojos ya estábamos entrenando a un grupo de mujeres.

Dábamos comienzo a unos meses de entrenamiento, diversión, risas, lágrimas, confesiones y charlas, pero, sobre todo, unos meses de mucho amor y aprendizaje para nosotras. Desde el primer momento, estas mujeres pasaron a ser parte de nuestra vida, cada una de sus historias nos calaban tan adentro que esto solo nos hacía vincularnos más a ellas.

Estas mujeres o como nosotras siempre decimos: ¡Nuestras mujeres! nos han hecho ser conscientes de las cosas importantes de la vida y de los afortunadas que somos. Nos enseñaron a sacar siempre el lado bueno de las cosas, a no rendirnos y a luchar siempre.

Tuvimos la suerte de vivir este proyecto en una época y con una edad que nos hizo crecer como entrenadoras, pero, sobre todo, como personas. Ellas siempre nos han dado las gracias por todo lo que le hemos enseñado, pero lo que no saben es que lo que nos enseñaron ellas a nosotras es mucho más importante. Nos enseñaron a vivir, a ver la vida desde otra perspectiva y, sobre todo, a ser felices.

Ejercicio físico y cáncer de mama: otra visión
Alba Esteban Simón

Las mujeres narran su experiencia con el cáncer y, aunque vivirlo desde fuera no se asemeja a lo que ellas han vivido desde dentro, encuentro puntos comunes entre su experiencia y la mía dentro de este proyecto. Es quizá la palabra cáncer la causante de estas emociones, pero iniciar mi participación en EFICAN fue una vivencia marcada por el miedo, la inseguridad, el respeto y un mayúsculo sentido de la RESPONSABILIDAD. Supongo que el concepto socialmente formado del cáncer conlleva eso y, lo que ellas veían como una oportunidad ilusionante e interesante —aunque incierta—, fue para mí una decisión llena de dudas.

En ese momento, estaba terminando el Grado en Ciencias de la Actividad Física y del Deporte y esta oportunidad me llegó sin esperarla. Agradezco infinitamente a la persona que me empujó a aceptarla, pues fue una decisión clave para darle un sentido a mi vida profesional y la base para todo el desarrollo personal que me ha brindado. Durante el desarrollo de los entrenamientos, y con el paso de las semanas, estas emociones se fueron convirtiendo en disfrute, alegría, pertenencia y, sobre todo, orgullo. Orgullo de «mis mujeres» y de mí misma, al sentirme capaz de transmitirles lo que el ejercicio físico les puede aportar.

Mirándolo con retrospectiva, y con la experiencia de las cosas que han ocurrido posteriormente, me doy cuenta de que lo que allí ocurría iba mucho más allá. Generamos un espacio agradable, seguro y de confianza, que reafirmó la seguridad y el sentido de competencia, tanto de las mujeres que participaban en los grupos como mío. Personalmente, puedo decir que este proyecto me ha aportado cosas que van mucho más allá del entrenamiento y es que me ha hecho sentir empoderada, me aporta cada día mucha ilusión y me ha despertado siempre ganas de más. De mejorar, de esforzarme por ser mejor y hacer todo lo posible para aportar a este proceso que, aunque plagado de aspectos negativos, a mí me ha dado aprendizajes que valoraré siempre. Si tuviera que seleccionar un solo aspecto de toda esta experiencia, me quedo con las risas.

Los estudios de Fernández-Lázaro et al. (2020), Ramírez et al. (2020) y Soriano et al. (2023), entre otros, han mostrado la eficacia del ejercicio físico durante y en la recuperación de un cáncer de mama, destacando mejoras físicas como el aumento de niveles de fuerza en el tren superior, mejoras psicológicas, emocionales y calidad de vida, así como los efectos positivos en la recuperación y disminución de la fatiga crónica. En este sentido, las mujeres consideran importante el asesoramiento de un profesional de la actividad física dentro de un equipo multidisciplinar, tanto desde el inicio, durante el tratamiento y la continuación e incorporación a su vida laboral y familiar. La experiencia vivida en el proyecto Efican les hace reafirmarse en la necesidad de personas cualificadas que les orienten sobre cómo mejorar su estado de salud a través del movimiento y la actividad física.

> Yo creo que en Torrecárdenas no hay nadie que te oriente sobre la importancia que supone en la mejora del movimiento del brazo y de la práctica de ejercicio físico. La médica me decía que no cogiera peso, que no hiciera nada con el brazo. En la entrevista que tenemos con la médica te dicen que tienes un cáncer, te va a pasar esto, no te muevas, no hagas nada (…) Ahora con la experiencia que tengo, trabajé mucho la escápula y luego el peso. Claro, tú te ves haciendo una flexión en el suelo con el peso de tu cuerpo y dices: ¡madre mía! ¡Si me viera el cirujano haciendo esto! Cuando fui a la revisión él me dijo que sabía qué hacía algo porque cuando vio la movilidad de mi brazo me dijo: es que es imposible que sea por tus propios medios.

Lo aprendido durante las experiencias con el ejercicio físico les hace proponer que, con un buen asesoramiento del ejercicio físico adecuado al cáncer de mamá desde el principio, incluso en el tratamiento de la quimioterapia, sería importante para abordar las diferentes problemáticas que tienen que ir afrontando. Informar solo con un papel recomendando los ejercicios a realizar no es suficiente.

A mí es que creo que no me dieron ni el folio famoso (...) Hay un folio con ejercicios para el brazo y lo siguiente es hazlos cómo puedas. Tendría que haber un departamento con algún entrenador, entrenadora, o personas cualificadas que te enseñaran, te acompañaran y te mostraran cómo hacer esto, aquello (...) Está comprobado que el ejercicio físico en pacientes con cáncer es adecuado. Hay un momento en el tratamiento que no puedes ni moverte, pero quizá si alguien hubiese estado a mi lado diciendo esto es bueno o esto mejor no, quizá me hubiese movido, me hubiese ejercitado, incluso en el momento que te están poniendo la quimio, cuando te encuentres mejor, que haya sesiones de entrenamiento, aunque sea una chorrada, pero bueno, que te ayude a sentirte de otra forma. Es que te sientes enferma en el mismo momento que te diagnostican hasta que tú al final te buscas la vida porque si no, puedes sentirte enferma. Yo me hubiera sentido enferma toda la vida ya, si no me hubiese movido.

Siendo la actividad física y el movimiento un aspecto a destacar en la recuperación y equilibrio de la salud tras los tratamientos para el cáncer de mama, aún queda camino para incorporarlas como una cuestión básica y asumible, a veces desde el punto de vista económico. *Es muy caro hacer cualquier cosa. Lo primero que diría es que se debería facilitar el poder hacer ejercicio físico, el poder hacer yoga. Para mí ha sido muy importante y además me ha ayudado mucho en mi vida, el yoga, la meditación, el tiro con arco, caminar, bailar, y así muchas más cosas. Tener otras posibilidades para que esté al alcance prácticamente de todo el mundo. Todo el mundo necesita en esta enfermedad cosas que nos cuiden y nos mimen, desde el inicio hasta, bueno para siempre ya.*

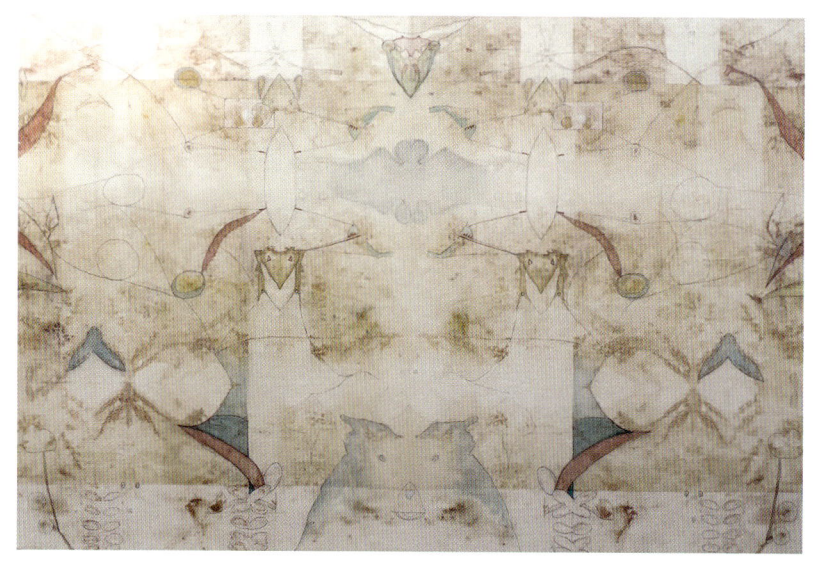

HUESOS (Técnica mixta sobre lienzo)
Bárbara Shunyí

3
Redes de apoyo

Yo sí creo en las hadas
Encarna Porlán Guillén

¡Tienes cáncer!, uno de los peores momentos de mi vida. Como dice mi amiga Amor H., cuando has pasado por el infierno, cualquier camino que recorras después te parecerá el cielo. Esta frase define el durísimo año de tratamientos, cambios físicos, emocionales, incertidumbres y miedos por lo que he pasado.

En mi proceso de recuperación empiezo a realizar actividades en la AECC como el yoga, senderismo con compañeras que están pasando lo mismo que yo, aumentando la confianza en mí y me siento agradecida a todas las personas que me han acompañado en este difícil proceso curativo.

Es entonces cuando una amiga me habla del Proyecto EFICAN. Me cambia la vida. A través del ejercicio físico me han enseñado a entrenar, a superar mis limitaciones y miedos. Eso me hace sentir bien. Hoy afronto la vida con más optimismo y me ilusiona lo que está por venir, junto a mi marido y a mi hijo.

Y no quiero olvidarme de mi sobrina Anabel que me enseñó a QUERER CAMBIAR PARA SANAR. Allí donde estés preciosa … Segunda estrella a la derecha todo recto hasta el amanecer … Yo sí creo en las hadas.... Gracias, por tanto, Campanilla.

Para las mujeres que han colaborado en esta investigación, la familia aparece en todas sus experiencias como un aspecto central y, en concreto, los hijos e hijas. Es más, al empezar a hablar de su experiencia con el cáncer, todas las mujeres los mencionan. Las cinco mujeres que hemos entrevistado tienen descendencia, pero estos primeros pensamientos centrados en los hijos e hijas indican la importancia central que tienen en su vida. Inevitablemente, el diagnóstico del cáncer supone una toma de conciencia frente a las consecuencias de la enfermedad e incluso la propia mortalidad. Por esto, en múltiples ocasiones, calculan el tiempo que ha pasado desde el primer diagnóstico con la edad de los hijos e hijas antes que con su propia edad. *Mi hijo tenía nueve años cuando yo...* (silencio, se emociona), *yo lo tuve con 44 años, hace ya doce para trece años.* La enfermedad para ellas «llega pronto», los hijos e hijas son pequeños y suele ser el primer pensamiento cuando reciben la noticia y, también, cuando tratan de explicar las pérdidas que supone la enfermedad. *Mis niñas eran muy pequeñas. Yo no pensaba en nadie. Pensaba en ellas, ¡solo en ellas! En mis hijas, en que no les faltara nada, no sé* (se emociona, brota una lágrima). *Todavía veo las fotos y me emociono. (...) Todo el mundo me decía que no tenía edad de tener un cáncer. Era muy joven, cómo iba a tenerlo y, además, es que mi hija era ¡tan pequeña! El diagnóstico oficial fue en febrero y yo llevaba desde junio anterior esperando, ¡mi hija no tenía ni dos años!*

Protección y sobreprotección

La experiencia del cáncer hace emerger en estas mujeres, un sentimiento de super protección como madres. La actitud de las mujeres con relación a los hijos e hijas cambia hacia una mayor flexibilidad, tanto en sus modos de relacionarse, como en la forma de dirigirse a ellos o hablarles. Expresan ser más permisivas en las acciones cotidianas. *Y me voy tan feliz. Y ya está, que no me voy a enfadar, y me digo si es que no me enfado ni con él ni me enfado con nadie. Vamos a ver, que yo le tengo que regañar a mi hija, yo regaño a mi hija, pero yo me doy la vuelta y me echo a reír, porque digo para qué, si es que no me merece la pena. ¿Para qué voy a estar sufriendo?* Cuentan que quizá esta forma de actuar está relacionada con el periodo de enfermedad en el que se veían limitadas físicamente y alejadas del cuidado y que quizá ahora, por esta razón, aumenta ese sentimiento de cuidados y protección. Otra razón, según ellas, es el miedo a faltar y que sus hijos e hijas tengan recuerdos negativos con ellas. *Antes yo dejaba que ellos se hicieran sus cosas. Y ahora me he hecho yo muy protectora, me torean a veces, creo que tiene que ver con todo lo que he vivido. Los niños eran muy pequeños, la niña con dos años y el niño con cuatro. Pero, siempre está la mosca de ¿y si vuelve? Y si vuelve y a mí me pasa algo, no quiero que me recuerden como una madre ogro.*

En las entrevistas, se refleja el temor de que le puede quedar poco tiempo, por ello es urgente llevar a cabo proyectos familiares, tener otro hijo, hacer aquello que siempre desearon y lo dejaron para después…

> ¡vamos a operarte ya! Y le dije: que no. Y me dice: ¿por qué no? Porque mi hija hace la comunión el 27 de abril y yo no sé si cuando vosotros me abráis, me tenéis que dar quimio, ¡que a mí no me han dado, gracias a Dios! No sé si me tenéis que dar quimio, si me voy a quedar bien, si no me voy a quedar bien, si me voy a quedar en la operación. Y no le voy a dar ese mal gusto a mi hija. Quiere decir… Miguel, ¿tú no operas los martes? Y dice: Sí. Pues quiere decir que mi hija hace la comunión un 27 de abril, domingo. Un 29 de abril, martes, me operas. Dice: ¿vamos a estar esperando? Que me da igual, Miguel. Si lo que está, está. Si es para malo o para bueno, puede crecer más, puede crecer menos, pero está ahí. Yo me voy a esperar hasta que mi hija haga la comunión. Y le voy a celebrar su comunión y va a ser el día más feliz y nos lo vamos a pasar todos bien (…) Y si me planteo antes de la quimio hacer aquello que tanto deseaba, viajar (…) No sé, y si no puedo tener más hijos, me gustaría intentarlo.

También, estas mujeres sitúan el foco en sus familias y cómo evitarles el sufrimiento. Especial atención dedican a sus padres y madres —a los que perciben mayores y precisan de cuidados—. *Me duele el alma porque no sé cómo se lo voy a decir a mi madre. No me preocupaba nadie más, solo mis hijas y mi madre. Yo todo el proceso lo he vivido intentando que no sufrieran por verme.* Para ello se muestran fuertes y positivas porque, *yo creo que son las personas más importantes de tu vida, tengo que mostrarme más positiva (...) No me ha gustado que nadie me vea mal, especialmente mis padres y mis hijos.*

La pérdida del cabello, como efecto secundario del tratamiento, está presente en sus narraciones y lo enlaza con la forma en la que explican las relaciones familiares durante la quimioterapia. Al igual que en otros estudios, las consecuencias de la quimioterapia palpables en muchas partes del cuerpo no suponen tanto impacto como la caída del cabello. En muchos casos la «normalización» de la enfermedad y los efectos del tratamiento tiene una relación directa con la aceptación de la caída del pelo. *Yo tenía un niño de cuatro años y otro de once. Entonces dije, pues bueno, pues mira, para que se lo tomen con humor pues que me pelen ellos, me pasaban la máquina por la cabeza.* La pérdida del cabello, como estigma que acompaña a esta enfermedad, en algunos casos se asociada con el sentirse más o menos atractiva, sobre todo en las mujeres, y por ello es importante rodearse de las personas que te quieren como eres. *En este caso, mi marido para mí es mi pieza, él me ayudó muchísimo. Él me rapó hasta la cabeza, era importante que me viese así, diferente, no sé...* No obstante, las experiencias en este sentido son variadas, según cada familia y según se haya o no pasado antes por situaciones parecidas. Algunas mujeres manifiestan que el uso de la peluca les ha ayudado a disimular los efectos externos del cáncer, a escapar del estigma y evitar el sufrimiento de los familiares. *Yo decía: el niño, por favor que no se entere. Nadie, ni la abuela ni el abuelo. Nosotros íbamos a mi pueblo y me quitaba la peluca cuando no había ninguno y cuando entraba mi padre por la puerta yo me la colocaba. Mi padre tuvo una depresión muy grande cuando mi sobrina tuvo cáncer y la veía con el pañuelo, y mi padre lloraba. Yo quería evitarle ese sufrimiento.*

También es importante y tiene un valor incalculable el apoyo que ellas reciben de su entorno más cercano y como los demás aceptan su nueva corporeidad. *Yo me quiero igual, pero a lo mejor es porque también las personas que tengo a mi alrededor me quieren igual. Yo soy la misma persona. Para mí un pecho más o menos... no me... me da igual y también he visto como a los demás, a mi marido, a mis hijas, en fin, no era tan importante como que siguiese con vida.*

En este sentido, el estudio de Javan-Biparva et al. (2023) afirma que el apoyo familiar y de las redes afectivas son eficaces y necesarias para prevenir la reducción de la prevalencia de la depresión, y dado el papel fundamental de la mujer en los asuntos familiares esto significa que desde el sistema sanitario se ha de hacer una labor en consonancia con esta realidad e incluir como parte de la recuperación cuestiones que afecten a la familia.

Los familiares, las relaciones de apoyo y afectivas se tornan indispensables para ellas. Es necesaria la protección y, a veces incluso, la sobreprotección, en ambas direcciones, de ellas hacia sus familias y viceversa. Son relaciones basadas en el apoyo mutuo. *Sí, la enfermedad te ha cambiado cosas. Durante el tiempo que yo he estado, no me han dejado hacer nada, ¿vale? Lo agradecí, porque a veces no puedes ni contigo misma. Mi madre se vino a mi casa. Por el día estaba mi madre, por la noche mi marido y yo no hacía nada. Y yo decía: ¡si no estoy tonta! Cuando estaba recién operada no me dejaban hacer nada, es normal. Tenías mis momentos de bajones, ¡claro que los tenías! Y los sigo teniendo, pero bueno. Esos momentos también los vivía a solas, para proteger a mi familia. Delante de la gente no quería mostrar nada, menos aún delante de mi familia. Es una manera de protegerles del sufrimiento, aunque lo sepan y también una manera de quererme a mí.*

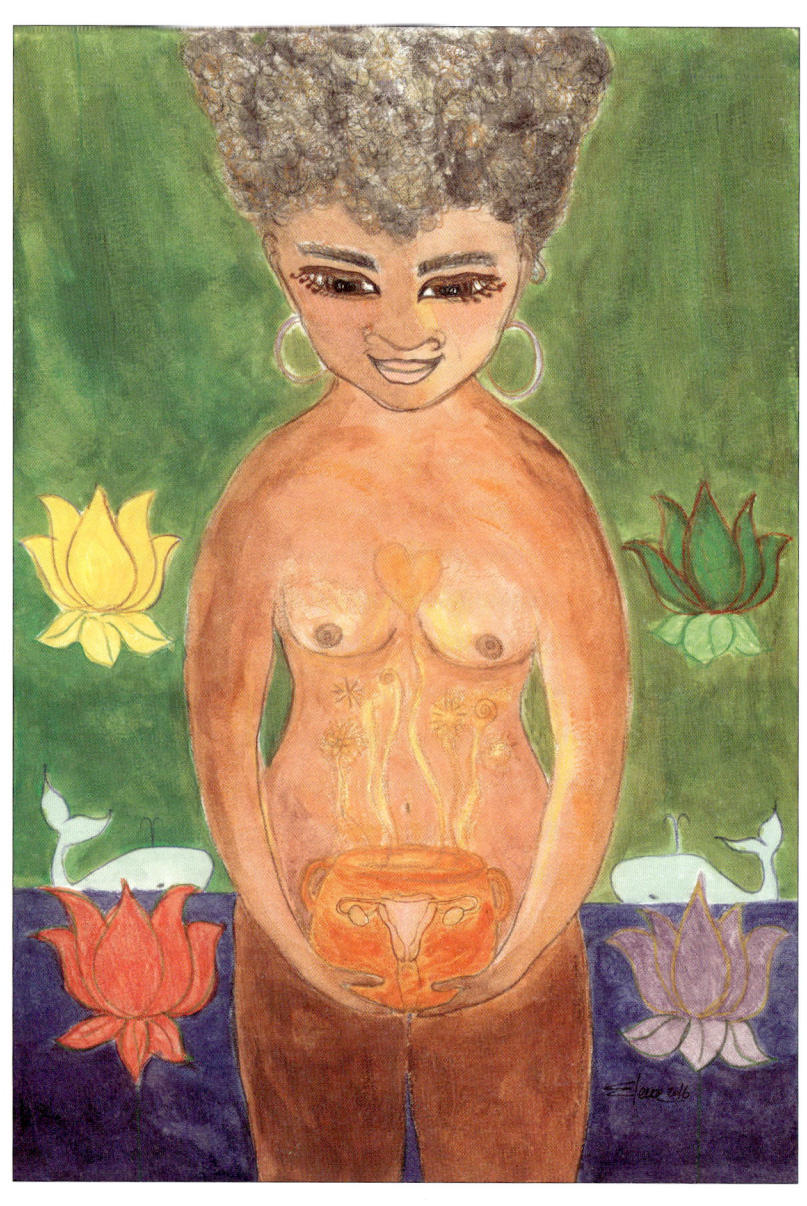

Amo mi útero
Elena Caballero

Familiares y amistades

Hay escasas menciones a otros familiares, fuera de la pareja, los hijos e hijas y la madre o padre. Apenas hacen referencias a amistades. Es posible que se deba a que, las cuestiones más trascendentales de la enfermedad o los apoyos más importantes se ofrecen desde la familia nuclear. Una de las mujeres menciona a su sobrino y su sobrina, la relación entre ellos era muy estrecha ya que *en mi casa siempre ha estado mi hermano y su familia. Ellos han sido también de gran apoyo para mis hijos que se han criado junto a los suyos. Recuerdo una anécdota que para mí fue muy importante. Cuando me compré la peluca mi sobrina fue la que me llevó, ella ya conocía ese lugar y me dijo: te voy a llevar al mejor sitio, me asesoró, y le dijo al dependiente: ¡vamos a ver qué le ponemos a mi tía porque la tenemos que dejar guapísima! No se me olvidará nunca.*

Las amistades son importantes porque te das cuenta con quien cuentas, decía una de las mujeres. Otras descubren en el proceso que viven con el cáncer otra forma de entender la amistad, *ahora soy más selectiva, procuro no tener amistades que me conflictúen, tengo en cuenta el buen rollo con mi gente, porque soy una persona que me ha costado mucho prescindir de personas que no me hacían bien, ahora no tengo problema. No quiero a nadie en mi vida que me reste (...) Porque amigos tienes muchos, pero luego cuando estás en esos momentos todos quieren ayudarte, pero luego pasa todo, y cada uno, como es normal se olvida, y quizá ahí es cuando más lo necesitas. En los momentos duros de golpe asoman muchos amigos, y aunque podemos seguir siendo amigos, la amistad no es la misma. Algo ha cambiado en ti y en los demás.*

El estudio de Cadet et al. (2021) concluye que dado el papel que desempeñan los familiares en el cuidado de personas con cáncer es fundamental desarrollar intervenciones de salud pública y trabajo social para aumentar el apoyo social positivo y reducir el apoyo social negativo por parte de los cónyuges, hijos y amistades para mejorar todos los aspectos que se derivan de un buen diagnóstico, intervención y tratamiento. Por ello no es de extrañar que las mujeres también den valor a los comentarios que reciben, tanto de familiares como amistades. Recuerdan como a veces comentarios inapropiados de amistades que valoran les hacen tomar distancia. *De repente todos saben más que tú del cáncer y eso que lo estás viviendo en tus carnes. Las personas suelen hacer comentarios que te duelen. Ya verás como te curas, hoy en día se ha avanzado mucho (…) No te preocupes que todo saldrá bien. Cuando en realidad, nadie lo sabe y, más aún, tú que lo vives. Esas personas a mí me restan, no las quiero a mi lado.*

A veces las amistades, como cuentan las mujeres, son un tanto atrevidas, quizá por toda la información de la que se dispone hoy en día. *En algunas reuniones han llegado a decirme: el triple negativo —que es el tipo de tumor que tengo— tarde o temprano, acabarás volviendo (…) no es agradable ni es necesario ese tipo de comentarios, porque no ayudan.*

Cáncer y relaciones de pareja

Todo cambia, también la sexualidad y la relación con tu pareja. Es que ¡el cuerpo te cambia tanto! Algunos estudios (Blanco, 2010; Vassão et al., 2018) abordan la problemática relacionada con la mastectomía y las relaciones afectivo-sexuales con las parejas y las consecuencias psicológicas que de ello derivan. Algunas cuestiones están relacionadas con la forma de percibir el cuerpo como mutilado y el rechazo a evitar la propia sexualidad a partir de esta nueva imagen. En el cuidado del paciente oncológico la sexualidad es un aspecto que se descuida. Es importante la atención multidisciplinar y se necesita reconocer esta realidad y emprender acciones conjuntas, actividades de educación y apoyo psicosocial para que esta necesidad humana básica sea satisfecha en las pacientes.

A pesar de esta realidad hay mujeres que han puesto en valor el apoyo de sus parejas y ese nuevo camino a reconocerse desde otro cuerpo diferente. El proceso de enfermedad también afianza los vínculos de respeto, acompañamiento, complicidad, empatía, apoyo en su privacidad. *El cáncer me unió más a mi pareja, mis hijos entendieron esta etapa, nos permitió ver la vida de otra forma*

(…) Mi pareja nunca ha tenido ningún tipo de rechazo ni nada a todo lo que me iba pasando en el cuerpo, quizá he sido yo la que me he puesto a veces un poco peor, me ha acompañado a todo, menos mal que no ha sido de esas personas que dicen, ¡no, yo no puedo ver ni sangre! Las mujeres valoran este tipo de apoyo, ya que es una pieza central durante todo el tratamiento. *¡Mi marido! Porque él me apoyó en todo y me anima a explorar otras cosas si yo tengo ilusión. Si yo quiero hacer senderismo, hacemos senderismo… Él enseguida. Aunque no sea algo que él haría, siempre me decía: ¿quieres que probemos? Y probamos. (…) Desde el primer día, no se me ha olvidado, me pasó la máquina* (ríe). Observamos que ese apoyo no es exclusivamente emocional, sino que también es instrumental. Tras las cirugías o mientras se desarrolla el tratamiento se necesita ayuda por el cansancio, el dolor, los problemas de movilidad, la necesidad de curas y muchas otras cosas. Necesitan ese arrope de su pareja, porque en esos *momentos me sentía muy enferma, ¡tan enferma! Y sentía que no podía… El cáncer te limita, no puedes hacer ni una cama, ni maquillarte bien, ni peinarte, ducharte, te tienen que duchar. Eso te crees tú que lo van a hacer cuando eres viejo y no, te lo hacen cuando tienes 39 años. Entonces está ahí tu marido duchándote con 39 años y te sientes enferma, muy enferma y muy limitada. También a nivel mental (…) Yo he tenido la suerte de afrontarlo bien, con todo mi entorno y, sobre todo, yo misma, siento que me ayudé a mí misma.*

En algunos casos se muestra una complicidad especial, un entenderse sin hablar y una búsqueda de soluciones en común, *como aquel día que de pronto me ponen ese vendaje (…) Se mete mi marido, le hacen grabarlo y le dicen a mi marido que tenía que hacerme ese vendaje con tropecientas mil vendas en casa, porque solamente me iban a hacer el tratamiento una vez al año. Mi marido lo flipó. Cuando salimos nos partíamos de risa los dos. Decía mi marido: ¿es que soy yo 'fisio' para hacer eso? ¡Cómo te voy a poner semejante vendaje! Lo hicimos, buscamos soluciones.* Las mujeres cuentan que ha sido una época difícil para la pareja. En algunos casos esta experiencia ha unido.

En otros casos, afloran las dificultades que ya había previas y la necesidad de afrontar esta situación con otras miradas y otras perspectivas de pareja. *Fueron difíciles aquellos momentos, no es fácil comprender por lo que se está pasando y como yo lo vivía. A veces no es lo que esperas ni necesitas. Yo pude tirar para adelante con otros apoyos.*

Las pérdidas por la enfermedad

En todas las entrevistas aparecen amistades o familiares que han fallecido por la enfermedad. Posiblemente porque la experiencia de la enfermedad puede producir una sensación de empatía y unión a las personas que la sufren. *Una compañera del grupo falleció en diciembre porque al final tuvo metástasis y se le complicó la cosa. Era como si se hubiera muerto alguien de nuestra familia. Ella tenía 48* (silencio).

La incertidumbre durante el tratamiento, el miedo y el estado de alerta que se produce durante las cirugías y la quimioterapia supone que, aunque no se tenga una estrecha relación con la persona que fallece, su pérdida desestabiliza de forma importante a las mujeres, sobre todo porque inevitablemente son una referencia para ellas. Las pérdidas afectan y hacen que las mujeres se sientan en la cuerda floja, una vez más.

> Coincide que una chica conocida, cuando yo empecé, ella estaba con su recaída. Había recaído al año y cuando yo estaba en plena quimio, ella falleció. Entonces claro, todo el mundo me decía: tú no te puedes fijar en ella porque el cáncer que tenía era muy agresivo. Y yo decía: no (ríe). De hecho, yo trabajo con su tía y hablamos mucho de ella y de su proceso y demás. Son momentos en los que piensas: me estoy poniendo la quimio y a lo mejor no salgo, estoy aquí jodida y a lo mejor no sirve para nada y…eso que me puedo morir.
>
> Estaba en un camping y coincidí con una chica que tenía cáncer. Murió ¡pobre! Yo decía: bueno pues si ella fuma, ¿por qué no voy a fumar yo? ¡Cosas tontas! Pero bueno, cada una tiene sus debilidades. A los tres años de empezar con el cáncer, ella mu-

rió. Me acuerdo de que me había hecho un café, bueno nescafé y saqué mi tabaco. En ese momento me dije: no quiero fumar más. Estaba conmigo otra amiga y me dijo: ¡sí, como siempre! Yo le dije: coge el paquete que no lo quiero ver, se acabó.

De alguna u otra forma las experiencias de pérdida conectan con un espacio personal íntimo, quizá trascendente, que como ellas dicen, hacen tomar decisiones o tener en cuenta las buenas energías que las personas desprenden o te han dejado. *Yo tenía una sobrina, que murió de cáncer, para mí ha sido un referente. Yo estoy así de bien por todo lo que ella dejó en mí. Ella siempre va conmigo, ella es mi campanilla. Sí, es mi campanilla.*

Sentirse comprendidas. Otras mujeres también tuvieron cáncer de mama

Aparecen menciones en varias entrevistas a amistades que surgen tras el diagnóstico y con las que se comparte la experiencia del cáncer. La enfermedad supone un cambio de valores y la forma de entender la vida, lo que supone complejidad en la forma de relacionarse y expresar —o no— sus miedos o inquietudes respecto a la enfermedad. En esta cuestión se perciben contradicciones. De un lado, se puede buscar la compañía de personas que hayan pasado por una situación similar y compartan las experiencias. Con estas personas se sienten reflejadas y pueden sentirse comprendidas: *yo buscaba a alguien que se asemejara a mis circunstancias. Una señora más mayor, ¡no! Yo necesito gente como yo, con niños pequeños, como un espejo, ¿no? donde mirarme.* De otro lado, pueden huir de espacios relacionados con la enfermedad porque se sienten en contacto frecuente con recuerdos traumáticos o sienten que están continuamente centrando sus energías en la enfermedad. De hecho, en un primer momento, el proyecto Efican les suponía un rechazo porque consideraban que, en los entrenamientos, las asistentes se recrearían y hablarían con frecuencia del cáncer y no estaban interesadas en eso.

A mí me daba un poco de miedo cuando llegué al proyecto, que la gente estuviera constantemente hablando de sus problemas y del cáncer que había tenido y de cómo lo había tenido. Yo eso no lo quería en mi vida, porque como yo lo quería vivir con naturalidad, no tengo por qué estar hablando siempre de eso. Si vengo aquí que es para eso, sí; pero si voy a hacer ejercicio, pues en un momento determinado puede salir algo, alguna vez salía alguna cosita así suelta y tal, pero no para estar hablando siempre de lo mismo. Eso me daba miedo. Y no fue lo que me encontré, claro está.

A medida que avanzan los entrenamientos se afianza una nueva red de apoyo, las compañeras del proyecto Efican, y aumenta la confianza en ellas ante el hecho de sentir mejoras físicas. La figura de la entrenadora es clave en este proceso ya que aporta confianza, seguridad y aliento hacia la práctica de la actividad física. No se debe olvidar que las pacientes de cáncer manifiestan haber recibido muchos discursos incapacitantes por parte de profesionales sanitarios hacia determinadas acciones físico-corporales, lo cual supone una falta de confianza en sus capacidades físicas, la aparición de miedos sobre la pérdida de calidad de vida, el temor hacia la aparición de otros síntomas u otros problemas de salud derivados del movimiento.

Conocer y relacionarse con otras personas que han pasado por un cáncer y que practican algún tipo de actividad física genera empatía y aporta confianza hacia la práctica deportiva. *Mi entrenadora, Carolina, ha tenido también cáncer de mama y ahora hace crossfit, o sea, levanta pesas de estas y ¡tiene unos musculacos! O sea, ella es el claro ejemplo de que eso que te dicen no es verdad. No de que no hagas ejercicio, sino que no levantes peso, no hagas movimientos raros, que no vas a ser la misma.*

Un aspecto que destacar son los vínculos de amistad que se generan entre las mujeres que acuden al proyecto Efican. Estos vínculos afianzan rutinas diarias para acudir al entrenamiento con más ganas, se potencian las relaciones de igual a igual y se vive como un espacio para olvidar por un rato pesares y conectarse con otras mujeres que *saben lo que es pasar un cáncer. Empezamos a conectar. En sí los ejercicios y el entrenamiento, ya te he dicho que a mí no me gusta mucho estas rutinas* (ríe), *pero yo iba por mejorar. El proyecto está bien porque además de mejorar tu salud, también empiezas a conectar con otras personas y eso también es salud. Y sí, hablas de tu enfermedad, pero no es lo más importante. Nos hicimos amigas y estás deseando que llegase el día para reírnos, estar juntas y luego irse de cervezas. Es un grupo de apoyo, de amistad.*

Reflexiones en un banco de jardín
Cristina González Castro

La bajada al hospital estaba flanqueada por jardines. Personal y pacientes desfilaban frente al banco en que me había sentado en mi primer día en el departamento de radioterapia.

En la universidad me habían enseñado la teoría, en el hospital me encontré con el lado humano y cotidiano de la enfermedad.

Más tarde me especialicé en ejercicio físico y cáncer y ahora divulgo acerca de los beneficios de un estilo de vida activo en el proceso oncológico.

En este campo hay muchos estudios y poca información. También sabemos que lo que se desconoce no se aplica y además conduce al miedo. Es más, he estado en congresos en los que se incidía en la urgente necesidad de conciliar el mundo científico y académico con el día a día de las personas. Esto pasa por educar, por formar e informar. A veces son cosas tan sencillas como saber que la fatiga relativa al cáncer no es como la fatiga común porque no remite con descanso y que ejercitarse, dentro de las posibilidades, mejora este síntoma.

Recientemente estaba sentada en otro banco, esta vez en la Universidad de Almería, invitada por el LabCorpoEDuca-M, precisamente para dirigirme al alumnado y a personas afectadas.

Inevitablemente el cáncer seguirá siendo un invitado no deseado, pero quizá las cosas sigan cambiando y cada vez haya más iniciativas que permitan acercar el conocimiento de lo que la ciencia y las personas podemos hacer para mejorar nuestra experiencia vital.

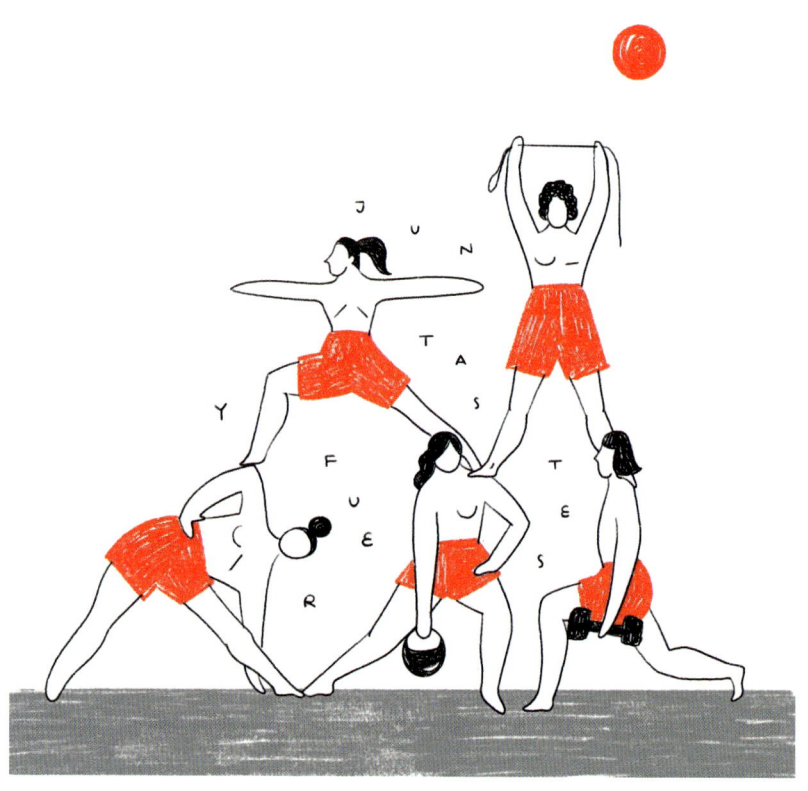

Juntas y fuertes
Marial

4

Proyecto efican

Aún no sé cómo quiero enfocar lo que quiero contar
Noelia Martínez Salmerón

No sé por dónde empezar.

Ya va camino de ocho años y parece que fue en otra vida, pero tampoco es algo que quiero olvidar, porque si lo olvido, siento que es como bajar la guardia y permitir que vuelva.

No quiero volver a sentir lo efímera que es la vida. Parece que nuestro tiempo no acabará nunca y cuando con treinta y tres años te dicen que tienes cáncer piensas: ¡Si esto es algo que le pasa a los demás, yo tengo dos niños pequeños y me necesitan!

Solo pensaba en mis pobres niños y en mis pobres padres. Así que, tras el impacto de las primeras semanas tras el diagnóstico, comienzo a buscar la manera de poner de mi parte para poder curarme y comienzo con caminatas casi a diario y cambios en la alimentación.

Es algo que consigo introducir en mi rutina y de pronto aparece este maravilloso proyecto dónde conozco a mujeres magníficas y, que al igual que yo, buscan la manera de mantenerse sanas para poder seguir viviendo.

Y aquí estamos todas, cada una con su relato, intentando contar al mundo, nuestro proceso.

El conocimiento del proyecto Efican surgió por diferentes vías. Algunas mujeres conocieron el programa por el boca a boca: *me llamó una amiga mía que la habían cogido y me dijo: vente y apúntate,* y otras por redes sociales: *pues la verdad es que fue porque lo vi en Facebook del Proyecto Mariposa, creo recordar,* o por iniciativa propia, *llegué al proyecto porque busqué una entrenadora y ella fue la que me dijo que había un proyecto.*

Llegar al proyecto Efican, los primeros contactos y decidir participar genera una serie de temores, al mismo tiempo, que de expectativas. En este sentido, podemos resaltar que uno de los primeros pensamientos que las mujeres expresan está relacionado con el temor a que en dicho espacio solo se encontraran con un ambiente donde el tema central fuese hablar sobre la enfermedad o el cáncer,

> Cuando llegué al proyecto pensé, bueno, yo me apunto, me cogieron de las primeras y pensé: si llego y veo a un grupo de gente enfermas que están todo el rato hablando del cáncer, que si a mí me pasa esto, que si yo me siento así, etc., yo paso.

> Me costó decidirme, porque sí que es verdad que yo siempre he querido vivirlo todo con naturalidad, pero no con gente que estuviera siempre hablando de ello (silencio). A mí me daba un poco de miedo cuando llegué al proyecto, que la gente estuviera constantemente hablando de sus problemas y del cáncer que había tenido y de cómo fue el proceso, etc. Yo eso no lo quería en mi vida, no tengo por qué estar hablando siempre de eso. Si decido venir es para hacer ejercicio y si surge en un momento determinado puede salir algo, como si alguna vez salía alguna cosita así suelta y tal, pero no para estar hablando siempre de lo mismo. Eso me daba miedo. Y no fue lo que me encontré, claro está.

El valor del programa surge de la escucha atenta a lo que las mujeres han vivido. Destacan fundamentalmente la adherencia a la actividad y las mejoras físicas, psicológicas y sociales. Especial atención conceden a la importancia que tiene la interacción en los grupos de entrenamiento, vital para sus vidas y su proceso de recuperación.

Adherencia al ejercicio físico

Las investigaciones apuntan a la existencia de una relación posi-tiva de una respuesta patológica completa hacia el ejercicio físico y la dieta en relación en pacientes con cáncer de mama (Tara et al., 2023). También, los hallazgos en el trabajo de Dieli-Conwri-ght et al. (2018) apoyan la incorporación de programas supervi-sados que combinen ejercicio físico aeróbico y de resistencia ya que sus hallazgos muestran una mejora del síndrome metabólico en supervivientes de cáncer de mama. Por su parte, los trabajos de Suárez-Alcázar et al. (2024) y García-Roca et al. (2024) ponen de manifiesto la importancia del ejercicio físico supervisado tan-to presencial como en casa a través de streaming como mejora en la recuperación de pacientes con cáncer de mama, en su forma física y en la adherencia a la práctica de actividad física.

La participación en el programa ha reportado un cambio de estilo de vida más activo, otra mirada hacia la práctica de acti-vidad física y ha reforzado la continuidad de dicha práctica. La experiencia vivida en el proyecto les ha dado confianza en sus capacidades físicas y han desarrollado adherencia hacia hábitos de vida cotidianos más saludables. A pesar de que la asistencia al proyecto implica un compromiso, a veces con ciertos sacrificios, se ha transformado en un resultado positivo ya que, aunque a veces *me daba pereza he sido constante porque, además, me sen-taba fenomenal. Sigo encauzada en seguir practicando, ya que el proyecto me abrió el camino y ahí sigo.*

Algunas mujeres, aunque ya tenían experiencias de hacer práctica deportiva de forma continuada, la participación en los entrenamientos del proyecto Efican les llevó a reafirmar la im-portancia que tiene la actividad física en los procesos de mejora. *Yo venía de entrenar y me encontraba bien. Recuerdo una vez que me dijo Carolina: cuanto más entrenes, mejor te vas a encontrar. Y ¡es verdad! El cansancio que yo tenía por el tamoxifeno casi que fue cero con el deporte, este proyecto me ha hecho confiar más aún en lo bueno que es la actividad física.*

Hay mujeres que no tenían experiencia previa en la práctica de ejercicio físico, por ello, contar con el asesoramiento de monitoras especializadas para el entrenamiento específico ha sido vital para la orientación y motivación continua y no abandonar la práctica, máxime en tiempo de la pandemia de la Covid19. *Ahora ya no estoy en el proyecto, pero sí ha sido importante para mí, sobre todo en el tiempo del confinamiento. Al principio sí hacía ejercicios con la goma, con la banda y las mancuernas, como lo que hacíamos en las clases. De hecho, durante el confinamiento —como empezamos con ellas a entrenar— pues nos mandaba vídeos por WhatsApp y luego cada una seguíamos en nuestra casa. Sí, muy importante el apoyo y los conocimientos de las monitoras durante todo el proceso.*

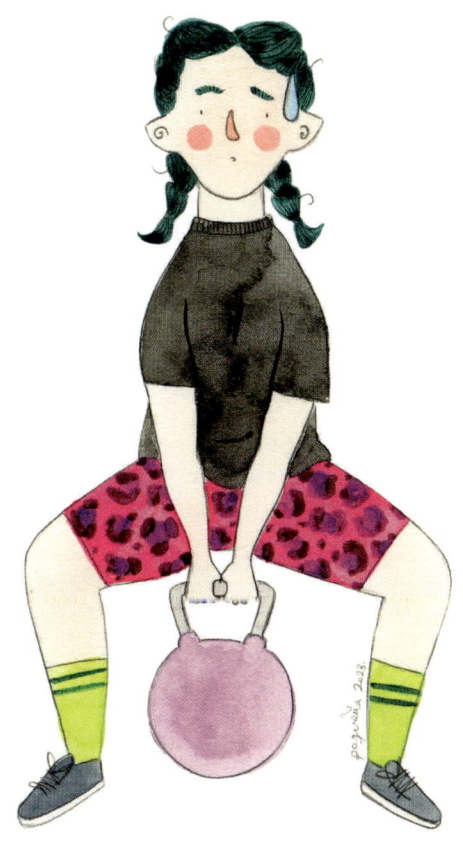

Entrenamiento de fuerza
Rocío la Pequeña

Mejoras físicas, psicológicas y socioafectivas

Las mujeres destacan que haber participado en el proyecto Efican ha sido importante para ellas. Han tenido mejoras (Soriano et al., 2023), sensaciones buenas y positivas, aunque dicen que el proyecto debería ser más amplio en el tipo de prácticas, no solo basadas en ejercicios de fuerza del tren superior, sino que abarcase otras propuestas de movimiento y entrenamiento; también destacan la necesidad de que el proyecto se abriese a más personas, en especial, a aquellas que más lo necesitan. *Me he acordado mucho de mujeres que no han podido participar porque no cumplían con requisitos que requería este proyecto, pero hubiese sido muy importante para ellas como lo ha sido para mí, sobre todo porque algunas no tenemos recursos económicos para acceder a diferentes ayudas.*

El tipo de prácticas que se han hecho no solo ayuda a la mejora de la condición física, sino a recuperar parte de esa normalidad que habían perdido durante el proceso de tratamiento del cáncer, *¡Ay! ¡A mí me ha encantado! Yo ya lo dije, el proyecto era vida. En mi grupo era vida. Te hacía sentirte útil,* más allá de mejorar físicamente, *no sé, es que ibas allí y pues eso, siempre lo digo, no me sentía enferma, ni sentía que estaba con un grupo de gente que había pasado un cáncer. Era gente normal y podíamos hacer cosas como gente normal. Eso ha sido muy importante para mi autoestima y para darme cuenta de que no soy bicho raro.*

El proyecto ha sido temporal y orientado a un trabajo muy específico durante doces semanas. Las mujeres destacan la importancia de este programa, aunque se trata de una experiencia muy corta y con un determinado tipo de ejercicios. *Dos veces en semana, venir y hacer estos ejercicios no está mal, pero me parece light. Después de las doce sesiones que es para investigación de un grupo, creo que no se nos puede dejar ahí.* A pesar de su brevedad, las mujeres descubren la necesidad y lo positivo de la práctica deportiva para sus vidas, la importancia del movimiento durante la enfermedad, la repercusión positiva en la recuperación y la ayuda que ha significado para establecer rutinas de autocuidado. *Yo añadiría más cañilla a las sesiones de Efican, no solo los ejercicios que proponen para medir. Creo que debería haber un mayor esfuerzo y otras propuestas orientadas a las necesidades y gustos de cada mujer. Para mí lo he visto un poco blandillo. Un poco más vendría bien, sobre todo, para conocerte tú, tus límites, rutinas que tendríamos que hacer. Sé que el foco eran ejercicios para mejorar el linfedema, pero algunas necesitamos además otras pautas. En general es bueno y me ha ayudado, como un comienzo para empezar a moverme, estoy muy contenta.*

Las mujeres narran cómo han mejorado en mayor o menor medida en aspectos físicos como tener más fuerza, en aspectos psicológicos ya que se sienten mucho mejor con ellas mismas y, en aspectos sociales que les agradan y motivan a seguir adelante, como observar que las personas que le rodean también perciben sus cambios y las felicitan: *ponerte unas zapatillas y unas mallas y decir: bueno, ¡soy capaz de hacer esto! ¡Qué sí, que te ves bien, con más fuerza, también fuerza interna para seguir adelante! Y luego ves gente, amigas tuyas que te dicen, ¡estás muy bien!, y no tienen ni idea de nada y ¡madre mía! yo pensaba, ¡cómo no lo sabes después de todo lo que he pasado!* Los entrenamientos han sido una oportunidad para sentirse con fortaleza, con capacidad de hacerse dueñas de sí y generar actitudes de resiliencia,

La gente me decía: ¡es que ahora eres otra mujer! Yo antes me quejaba más por todo y ahora es verdad, soy más positiva en ese sentido. Digo: ¡vamos a aprovechar la oportunidad que tengo! Ya está. Como más abierta, no sé. ¡Si! Sí, he cambiado.

Me he dado cuenta de que puedo hacer más de lo que imaginaba, a pesar, de que te decían los médicos y la enfermera, no cojas peso, no te cargues, no debes hacer esto o aquello. Quizá porque ya había pasado lo peor de la quimio, pero mover el brazo ha sido muy importante, pensaba que me quedaría así, inmóvil para siempre.

Después de esta experiencia se dan cuenta de la necesidad que hay de que hubiese programas o actividades a más largo plazo, como así lo recomiendan gran parte de los estudios que aportamos en este escrito. *Con lo que ahora sé, echo en falta otras cosas y otros ejercicios, más actividades diferentes, otros espacios de práctica, al aire libre, más ofertas. También he descubierto que puede haber otras prácticas fuera de estos ejercicios y que son muy buenas como senderismo, tiro con arco, la marcha nórdica, yoga, baile —a mí me encanta y he empezado ya—. Seguro que hay muchas más.*

Tras la experiencia en el programa las mujeres aportan propuestas de cara a mejorar la implicación de instituciones y servicios públicos. Es interesante destacar las necesidades que surgen cuando se conocen más a fondo diferentes modos de abordar la enfermedad de forma holística y con mayor implicación de instituciones y otros profesionales.

Sería importante que esto lo escucharan algunas instituciones públicas porque es algo muy necesario para que las mujeres recuperemos nuestras vidas y nuevos espacios (…) Me gusta el proyecto en sí, me gusta lo que hemos vivido, pero me gustaría que tuviese continuidad en nosotras. Ahora que se ha hecho el proyecto, sería bueno una partida del Ayuntamiento o de Diputación a quien le corresponda o incluso de la Universidad para que pongan sus instalaciones para continuar, si no es así, esto que hemos hecho sería un paripé, mira hemos hecho un proyecto para mujeres, ¡qué guay que somos! Porque ahora, estamos de moda también las mujeres con cáncer. Sigo pensando que el proyecto no sirve de nada si, por ejemplo, el Ayuntamiento no facilita a los centros deportivos que tiene por toda Almería para que todas las mujeres cuando salgan de este proyecto tengan alternativas más asequibles de precio que podamos asumir económicamente, más aún cuando te quedas sin poder incorporarte al trabajo. También es interesante que el proyecto incluya más charlas, formación y otras orientaciones importantes donde nosotras participemos desde nuestra experiencia.

El programa Efican les ha permitido conocer la importancia de las redes de apoyo con mujeres que tienen experiencias similares y ello ayuda a recuperar confianza en sí mismas y un lugar para compartir afectos. *Hemos hecho un grupo de amigas, reímos mucho e incluso quedamos para tomar algo. Sobre todo, no tenemos que hablar de nuestra enfermedad y eso da tranquilidad. Descubres que hay vida más allá de la enfermedad y eso es muy alentador. Me he dado cuenta de que hacer ejercicio con otras mujeres es algo muy potente a nivel de emociones.*

Ellas destacan la importancia del clima de cercanía que ha de haber en los grupos en los que participan, la buena relación con el resto de las compañeras y la importancia del rol de la monitora. Crear y generar un ambiente solidario, distendido y agradable es uno de los aspectos más importantes a cuidar para estimular la participación y mantener continuidad. Las mujeres resaltan los momentos de complicidad y alegría, igual de necesarios que las mejoras que tienen a nivel físico, de movilidad o de mejora de la fuerza de su brazo.

El proyecto está bien porque al final pasas un tiempo, empezamos todas a conectar y sí, hablas de tu enfermedad, pero bueno, ninguna quería tampoco dedicar tiempo a esto, lo importante es que nos hicimos amigas; estabas deseando que llegase el día para reírnos, estar juntas y luego nos íbamos de cervezas, sí eso es. Somos iguales. Y todo gracias, también, a que la monitora siempre estaba ahí, apoyando.

Para mí el ejercicio fue como un poco rollo, de hecho, yo se lo decía a la entrenadora muchas veces, yo me aburro con estos ejercicios. Ella siempre me animaba aun así a seguir. Pero siento que es como que necesitaba otras cosas, otros movimientos, otras actividades, pero bueno, me reía, me lo pasaba bien, el estar con otras mujeres y luego las quedadas que hacíamos.

Me quedo con las risas que hemos tenido. Es que nos hemos reído de todo y de todos. He mejorado a nivel de movimiento, sí. El brazo lo muevo mucho mejor, pero físicamente, bueno yo estoy igual de gordita (ríen), pero me da un poco igual porque lo que me viene bien es pasármelo bien con gente que no te esté preguntando todo el día y te esté contando sus penas.

La oportunidad de haber creado un espacio de conversación donde contar y contarse, donde pensar y reflexionar sobre detalles que quizá no se atrevían a compartir en otros lugares ha sido también importante, más allá de las doce semanas de entrenamiento. Sentirse escuchadas y comprendidas también es motivo de mejora en el proceso de enfermedad. El tiempo de las entrevistas ha sido un espacio precioso, más aún, por sentirse no solo participantes sino también investigadoras de su propia experiencia. A veces, te das cuenta de que contar lo que tienes dentro también te ayuda a sanar. *Me he sentido escuchada, me habéis hecho reflexionar y pensar sobre cosas que nunca lo había hecho tan profundo, me he emocionado, he recordado, he llorado, mi cuerpo se ha ensanchado (…) he sentido mucho respeto y eso es muy importante (…) aún no sé cómo os he contado tantas cosas mías, íntimas. Lo agradezco porque me hace darme cuenta de que todo va unido, ejercicio, medicación, emociones, personas, yo como mujer. Aún queda mucho camino en esto del cáncer y esto es una oportunidad que nunca la había tenido en cuenta. Esto que hemos hecho con las entrevistas y el grupo es muy importante.*

Sin embargo, no podemos aportar información de los beneficios de este programa a largo plazo. Tampoco hemos podido evidenciar si existe o no una adherencia a una práctica física continuada y cómo ello mejora la calidad de vida. Quizá, aunque sí que expresan la importancia del grupo como un momento de descarga, tampoco podemos aportar evidencias de la mejora a nivel de salud mental, aunque las mujeres lo demandan como una cuestión básica. Los hallazgos del estudio de García-Roca et al. (2022) potencian estas cuestiones que las mujeres resaltan. Este trabajo indica que hacer ejercicio físico de forma grupal con mujeres diagnosticadas de cáncer de mama en tratamiento o que hayan superado el cáncer tiene un gran potencial en relación con la salud mental, la autoestima y como forma de abordar la autocompasión y autoconfianza para abordar el tratamiento y prevenir efectos secundarios. De ahí que planteen la importancia de programas de ejercicio físico en estas poblaciones como una cuestión de salud pública, supervisado por profesionales de la actividad física, especializados en oncología y con experiencia en este ámbito. El trabajo en grupo genera un clima de confianza, solidario, seguro y cómodo, lo cual permite mejorar también la adherencia al ejercicio físico y sus beneficios.

No obstante, estas cuestiones no son prioritarias en las agendas de salud, tal y como estudios recientes los ponen de manifiesto. El trabajo de Signorelli et al. (2024) revela que las necesidades de las supervivientes de cáncer generalmente no se abordan, incluso, en los países de ingresos altos existen barreras entre el sistema de salud y las pacientes y apuntan hacia la urgente necesidad de aumentar los esfuerzos a nivel mundial para mejorar la calidad de la atención psicosocial en la supervivencia. Los esfuerzos deben dirigirse hacia iniciativas de investigación (inter)nacionales, modelos de colaboración en la atención, intervención temprana y prontas intervenciones en la exploración y el desarrollo e implementación de directrices estratificadas por recursos.

Quizá, en este sentido, una cuestión para tener en cuenta sería abordar investigaciones de tipo cualitativo y biográfico narrativo, sabiendo que los inicios en este tipo de investigaciones son extremadamente delicados. Existe una resistencia para hablar testimonialmente porque implica, como estas mujeres han dicho, *me he desnudado ante vosotras, es como quedarme a flor de piel, sin tapujos, hablar y que me escuchéis sin juzgar ha sido eso, desnudarse.* Sus voces son un regalo, teniendo en cuenta la dificultad que implica hablar de sus experiencias y de sus vidas. Destacamos la generosidad al compartir esos recovecos o agujeros que tiene la enfermedad. Hablar de ellas mismas suscita intimidad, muchas sensibilidades y una especial delicadeza; aún con ello, las mujeres han resaltado que *el momento de la entrevista ha supuesto un espacio de conversación necesario, reflexivo y de* gran empatía porque es necesario que se escuche en voz alta lo que conlleva ser una mujer con cáncer de mama. Me voy encantada porque me habéis escuchado. Es como que todo lo que yo hubiera dicho os ha parecido interesante. Me voy con esa sensación, para qué os voy a engañar, me siento satisfecha, comprendida, como si dijera: están en la línea, ¡me entienden! ¡estas mujeres me entienden! Sí y eso me genera satisfacción. Ha sido muy agradable y muy fácil.

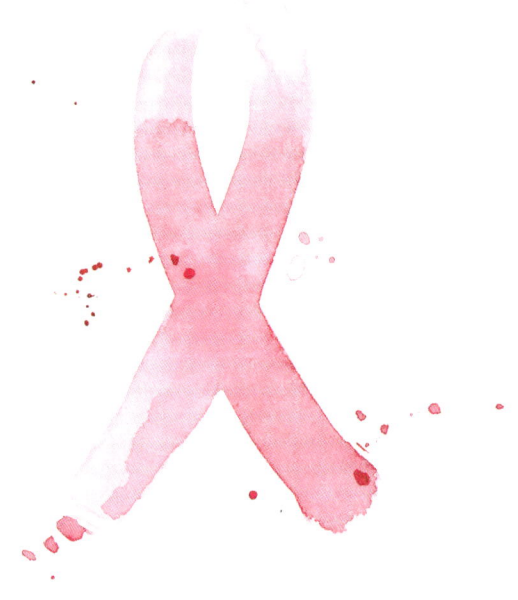

Lazo rosa
@Akris.painting

No podía conformarme con lo que me decían
Yolanda Parra Cuenca

Nunca pensé que sería una mujer EFICAN.......ahí cambió todo. EJERCICIO FÍSICO Y CÁNCER, en mi caso de mama.

Algo tan simple, y que desde el 2014 que me lo diagnosticaron hasta el 2019 que fue mi última operación, nadie nombró, ... EJERCICIO.

El tratamiento y los especialistas te CURAN, (todavía falta invertir mucho más en investigación) pero cuando todo termina, las secuelas que te ha dejado la enfermedad son más de las que te dicen en consulta, te impiden ser la misma mujer que antes incluso en tu día a día.

Y así, por casualidades del destino, pensando que no podía conformarme con lo que me decían, busqué a alguien que me ayudara con ejercicio a paliar esas secuelas...... Gracias CAROLINA, ahí empezó todo... me convenciste a regañadientes a apuntarme al proyecto. Y ahora con mis palabras, que espero que sirvan a otras mujeres, le devuelvo al Proyecto lo que me ha dado, que es VIDA.

De mi enfermedad recuerdo poco lo malo, me gusta recordar a las personas que me acompañaron en el camino de forma positiva, Gracias TATO y ALBERTO por pensar en nosotras y crear este Proyecto, Gracias DAVID, por hacernos sentir mejores en cada cita contigo en esa pequeña sala. Gracias a mis pilares, ALBA, STELLA, JUAN y ANTONIO, nuestros entrenadores, los que nos suman minutos de vida todos los días cuando entrenamos.

Gracias a ESTHER, IRENE, CRISTINA, MARÍA JESÚS, por invitarnos a vaciar nuestras almas en ese informe y por darle visibilidad.

Gracias a mis compañeras de entrenamiento, las protagonistas de todo esto.

Gracias a mi familia que me ha acompañado siempre y conciliamos para que lo más importante sea que yo entrene.

Mi pequeña aportación a este libro se la dedico a María... seguro que te habría encantado venir a la UAL a seguir entrenando con nosotras.

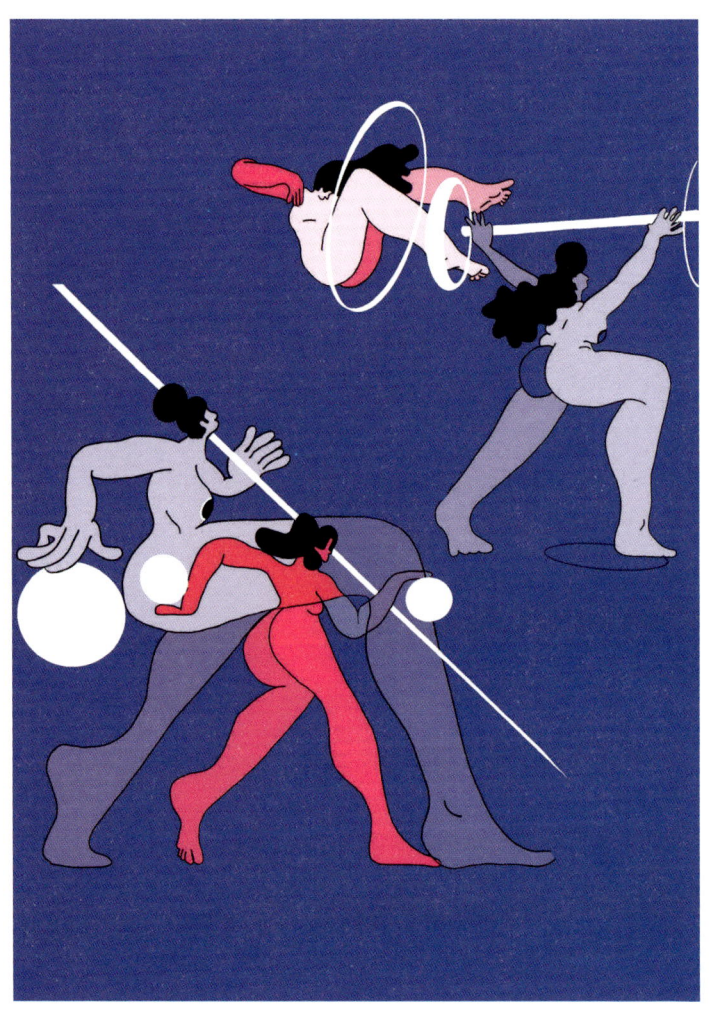

Adelante

Juan Ibáñez

Epílogo

Sonia Martínez

El proyecto EFICAN ha abierto la puerta a cuestiones que, a priori, no estaban dentro de los objetivos marcados. De la misma manera que no hay dos mujeres iguales tampoco hay dos cánceres de mama iguales. En las entrevistas, las mujeres han coincidido en la necesidad de información y claridad en la comunicación. Ellas quieren que se hable sin tapujos. Pero ¿estamos las y los profesionales sanitarios preparados para ello?

Soy enfermera y me atrevo a decir que no. El día que me diagnosticaron cáncer de mama empecé a ser usuaria del servicio sanitario. Fue a partir de ese momento cuando pude darme cuenta de las carencias y necesidades que se tienen como paciente, que no siempre se ven desde el lado profesional. La forma en la que se da la información cambia la actitud frente a lo que se está escuchando. Elegir el cómo y cuándo es igual de importante que el contenido. A veces incluso el diagnóstico o la opción de tratamiento se da por teléfono, sin tener en cuenta si la persona está preparada en ese momento para recibirlo.

Durante mi proceso también me sentí descuidada en varias ocasiones. Mi primera visita con el cirujano fue fría. Demasiado tecnicismo y poca empatía. Ante su propuesta de cirugía le dije que prefería esperar. No voy a entrar en detalles, pero no me sentí respetada ante mi decisión y solicité el cambio de cirujano. A los dos meses del diagnóstico me retiraron la baja laboral. Se suponía, según la mutua de trabajo, que si no me operaba estaba en condiciones adecuadas para trabajar. Nadie me preguntó por el estado emocional o mental. Así comenzó mi camino; en soledad. Me hubiera gustado haber podido contar con apoyo profesional, pero lo que se sale del protocolo, en la actualidad, no tiene lugar en el sistema. «El cáncer es mío. Yo soy quien lo va a vivir». Me quedo con esta frase que una de las participantes dijo en la entrevista. Acompañar es estar por y para las necesidades del otro. Pero ¿y qué pasa si en esas necesidades mi ego profesional no se alimenta? ¿o si no me siento realizado porque no tengo *nada que hacer aquí* como médico o enfermera?

Creo que es necesario abrir la mente a otras posibilidades. Las opciones de tratamiento que ahora se conocen no son excluyentes, de hecho, son complementarias. Todas las personas somos necesarias. Hacen falta compañeros y compañeras que empaticen con la decisión que tome la mujer, aunque sea diferente a lo protocolizado y que acompañen en la medida que puedan.

Sería interesante proponer la creación de espacios en los que se cuide el cómo informar, con tiempo suficiente para que las mujeres asimilen y puedan preguntar sin prisa. Que se pacte el tiempo en la ejecución del tratamiento para que la persona pueda ir preparada. Que la mujer pueda organizar su familia, su casa o lo que sea necesario. Sobre todo, que se cuente con nosotras. Al final, nuestros cuerpos son los que van a ser afectados por la decisión que tomemos.

Lo más importante en el proceso es sentirse acompañada en todos los sentidos. Que desaparezca la sensación de abandono que las mujeres han ido relatando durante las entrevistas. No somos números, somos personas que no saben qué dudas van a tener hasta que se presentan. La vida cambia a partir del diagnóstico, no solo a nivel físico, también psicológico, laboral, familiar. Se necesita ayuda para afrontar esos cambios.

Hay que tener en cuenta, en favor de mis compañeros y compañeras, que no todas las personas saben cómo empatizar. Detrás de cada médico o cada enfermera hay un ser que tiene sus historias personales. Y, aunque es cierto que en teoría hay que dejarlas aparte mientras se trabaja, no siempre es posible. Por eso creo que la formación profesional de manejo de información y emociones es imprescindible para avanzar.

El proyecto EFICAN ha sido un apoyo y no solo por el ejercicio físico en sí, sino por la red que se ha creado alrededor de los entrenamientos. Qué importante es no sentirse sola. Por eso ha sido también valorado por las mujeres. Ha sido enriquecedor estar en un entorno donde tener la libertad para expresar sin ser juzgadas ni sentir culpabilidad por el sufrimiento ajeno. Recordemos que por proteger a la familia a veces se callan emociones que quieren salir: «que no me vean llorar».

El proyecto EFICAN ha sacado a la luz necesidades que las mujeres con cáncer de mama tenemos o hemos tenido. Sobre todo, las referentes a crear red, a sentirse arropadas, comprendidas y escuchadas. El conocimiento es poder, y ahora que lo sabemos ¿qué vamos a hacer?

Ponte en mi lugar y mira
con los ojos que te miran.
Ponte en mi lugar y anda
con los zapatos que mis pies apiñan.
Pregúntame antes de dar por hecho,
pues soy más que un número,
un protocolo o un cáncer de pecho.
El no saber qué vendrá
ni lo que mi cuerpo experimentará
me deja vulnerable
ante un panorama inimaginable.
Ponte en mi lugar y escucha
las necesidades que hay en mi capucha.
Ponte en mi lugar
antes de dar ningún paso,
pues es mi cuerpo
el que se va a transformar,
en este caso.

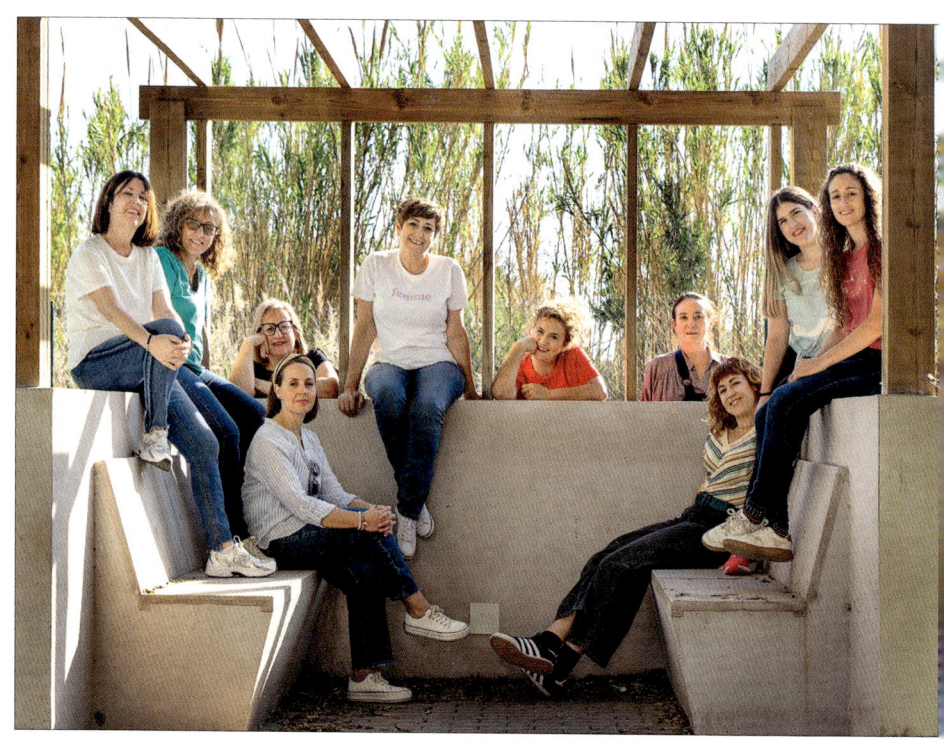

Construyendo redes
Mujeres participantes, investigadoras y monitora deportiva
Fotógrafo: José Luis Martín Vela

Algunas notas biográficas

Queremos dejar algunas notas biográficas que pueden ayudar a situar a cada una de las mujeres y hombres que «de forma generosa y altruista» han contribuido a mostrar otras sensibilidades ante el cáncer de mama. Este libro está elaborado desde el diálogo, el respeto, la colaboración y participación. Es una obra que entraña sensibilidad y amor.

Las mujeres

- **Noelia Martínez Salmerón**, enfermera en el Materno Infantil de Almería.
- **María Antonia López**, técnica en laboratorio clínico de reproducción asistida en el Hospital Universitario de Torrecárdenas (Almería).
- **María Dolores López Castillo**, trabajadora en una asesoría de empresas y técnica administrativa.
- **Encarna Porlán Guillén**, ama de casa. Nació en Montpellier-Herault (Francia). Creció en Lorca, actualmente vivo en Almería. He sido dependienta y telefonista en la empresa de transportes UPS y azafata en ferias de artesanía. Actualmente estoy casada y tengo un hijo.
- **Yolanda Parra Cuenca**, autónoma y gerente de su empresa de limpieza.

El equipo de investigadoras, por orden alfabético,

- **Cristina Cuenca Piqueras.** Mi nombre es Cristina, aunque creo que toda la gente a la que quiero me llama Cristi o Cris. Nací en Yecla y mi DNI dice que soy murciana, pero yo me siento más manchega. De niña pasaba fines de semana y vacaciones en Montealegre del Castillo (Albacete). Allí aprendí a montar en bici y a fregar los platos, pero no conseguí hacer ganchillo y sigo cocinando fatal. Estudie Derecho, pero no soy jurista, sino Socióloga. Defendí mi tesis en 2013 y, en la actualidad soy profesora titular en la Universidad de Almería. Soy madre de un niño de nueve años y, desde 2018, paciente oncológica. He colaborado en esta obra colectiva porque creo que puede ayudar a muchas personas. Espero que a ti también.

- **Antonia Irene Hernández Rodríguez.** Mi nombre es Antonia Irene, aunque todo el mundo me conoce por Irene y en mi familia por Toti. Nací y viví en Almería, jugando por sus calles y en los veranos en la playa del río. Desde pequeña siempre me ha gustado la actividad física ya que mi padre profesor de Educación Física nos lo transmitió a todos los hermanos, incluso los sábados íbamos al gimnasio y jugábamos allí mientras ponía lavadoras. En el colegio Europa practiqué la gimnasia artística, el atletismo y el balonmano, continuando mi progresión deportiva con el rugby en mis estudios de Educación Física. En la actualidad soy profesora Titular de la Universidad de Almería, que conozco desde sus inicios y la gran transformación y desarrollo que ha vivido. Realizo mi labor docente e investigadora junto al laboratorio Corpoeduca-M y al grupo de investigación HUM-1114, ALPED (Alternativas pedagógicas: Educación Democrática, Subjetividades y Corporeidades) de la Universidad de Almería. En la actualidad estoy muy interesada en estudios de actividad física y género, diversidad e inclusión. Soy madre de una adolescente que con sus vivencias comprendo los cambios de nuestra sociedad. La participación en esta obra ha sido entrañable y espero que con ella ayudemos a personas que vivencian esta situación.

- **María Jesús Lirola Manzano.** Me llamo María Jesús y nací en Almería. Pasé mi infancia y adolescencia en Berja, entre juegos en la calle, cerros por subir y ramas que me servían de columpio. Elegí estudiar Educación Física y Psicología (grado y doctorado en ambos) porque mi padre, que fue mi maestro, jugaba con nosotros en la pista, y yo quería pasar la vida jugando y comprendiendo la felicidad que hay detrás de esas pequeñas cosas. Hoy soy profesora en la Universidad de Almería, formo parte del grupo de investigación HUM-760 y del Centro de Investigación para el Bienestar y la Inclusión Social (CiBiS). También presido una red internacional sobre educación, salud mental y derechos humanos. Soy madre de una niña de año y medio, y con cada paso suyo, crece en mí el anhelo de sembrar un mundo más amable y lleno de luz. Esta obra es algo vivo, porque escuchar con el corazón y compartir con honestidad también transforma.

- **María Esther Prados Megías.** Me gusta que me llamen Esther. Nací en La Zubia un pueblo cerca de Granada, al pie del parque Natural de Sierra Nevada. Me recuerdo siempre corriendo por el bosque, por la vega, por el campo, jugando, saltando, brincando. El movimiento me da alegría y vitalidad. Fui atleta casi profesional desde mi adolescencia hasta que terminé mis estudios de Educación Física. Una lesión seria me hizo buscar caminos alternativos para el conocimiento, cuidado y búsqueda de mi ser mujer, desde lo corporal. Por eso me especialicé en técnicas expresivas, comunicativas y de conciencia corporal, de las que cada día descubro lo apasionante que es el cuerpo en su sentido más amplio y espiritual. Me gusta conversar, buscar, indagar, reflexionar, escuchar a las personas y sus experiencias -por eso apuesto por la investigación biográfica narrativa–. Encuentro en el orar, rezar, meditar un espacio profundo de Silencio, también de silencio corporal. Me siento profundamente pedagoga y, por ello, busco y me formo en pedagogías sensibles, respetuosas y del bientratar, que me ayuden a transformar mis prácticas educativas. Estoy casada y tenemos un hijo y dos hijas. Me ayudan a buscar caminos imposibles y hacerlos posibles. Tengo muchas aficiones, me gusta estar cerca de la gente y ayudarles en todo lo que pueda dentro de mis posibilidades. Me encanta viajar.

Las entrenadoras

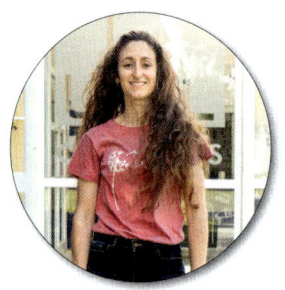

Alba Esteban Simón. Graduada en Ciencias de la Actividad Física y del Deporte, Máster en Investigación en CCA-FD y Educación Secundaria. Becaria predoctoral de la Asociación Española Contra el Cáncer. Trabaja cada día por estudiar y hacer llegar a la población los beneficios del ejercicio físico en mujeres que han tenido cáncer de mama.

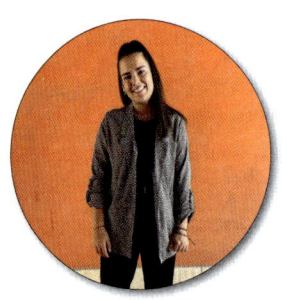

María del Mar García Martínez. Graduada en Ciencias de la Actividad Física y el Deporte. Entrenadora personal. Máster en Educación Secundaria y en Investigación y Evaluación Didáctica en el Aula para el Desarrollo Profesional Docente. En la actualidad trabaja como profesora de Educación Física en Huesca en un centro de Educación Secundaria. Apasionada por transmitir al alumnado la importancia de los valores que aporta el deporte y el ejercicio físico a su vida cotidiana.

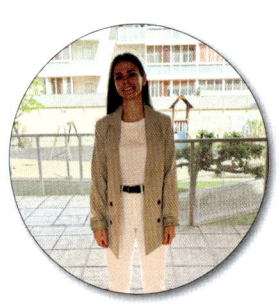

Nuria Moreno Poza. Graduada en Ciencias de la Actividad Física y el Deporte. Entrenadora personal. Máster en Educación Secundaria y en Investigación y Evaluación Didáctica en el Aula para el Desarrollo Profesional Docente. En la actualidad trabaja como profesora de Educación Física en Zaragoza en un centro de Educación Secundaria. Amante del deporte y la educación.

Las ilustradoras

Por orden alfabético, os dejamos pinceladas biográficas y notas sobre la ilustración o foto que cada artista, mujer u hombre ha donado a este proyecto.

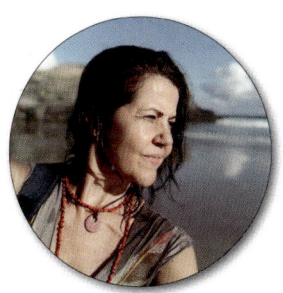

Elena Caballero es una escritora, formadora e ilustradora autodidacta apasionada por llegar a conocerse más a sí misma y al universo femenino. Anima a las mujeres a reconectar con su poder personal y creativo a través del contacto con la naturaleza y sus ciclos, para mirarse con nuevos ojos. Las ilustraciones pertenecen a la serie *Cuerpo de Mujer*. La obra *Amo mis pechos*, se trata de una obra inspirada en la necesidad de acariciar nuestro cuerpo sin miedo y con confianza, tal y como anima la Dra. Christiane Northrup en su libro *Cuerpo de Mujer, Sabiduría de Mujer*. La obra *Amo mi útero* es un acrílico sobre papel que transforma nuestra matriz, presente o no, en un poderoso caldero energético capaz de dar a luz cualquier sueño. *Amo mis piernas* es un acrílico sobre papel que nos invita a descubrir nuestro maravilloso cuerpo femenino y cuánto necesita que lo miremos y cuidemos con más cariño.

www.lasmujeresquehayenti.com
Instagram: @lasmujeresquehayenti

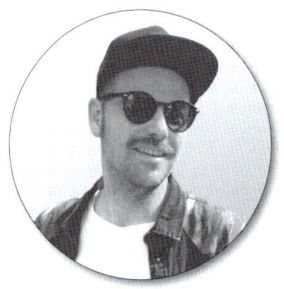

Juan Ibáñez Lax es una persona inquieta que busca soluciones simples, frescas y bien estructuradas. Diseñador, amante de la comunicación gráfica, de las letras, y de la funcionalidad de los productos. Actualmente trabaja para su estudio de diseño, donde realiza trabajos de lo más variopintos, pero siempre con una buena sonrisa y dedicación.

En sus ratos libres a parte de disfrutar con la familia y amigos le gusta cocinar y deleitarse entre sus panes. No teme y se involucra en cualquier proyecto de la índole que sea. Con la ilustración *Adelante*, quiere reflejar el deporte como una forma de superación en un mundo de diferencia y desigualdad.

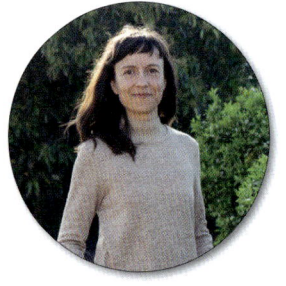

María López Montes (alias Marial)

Trabaja como diseñadora gráfica e ilustradora durante más de 10 años. Actualmente se dedicada al mundo del tatuaje y dirige su propio estudio en Valencia donde lo compagina con otros proyectos artísticos como cerámica y pintura.

@marial_soy

Melina Martín es autodidacta, aunque ha pintado todo tipo de obras. Su sello de identidad son las mujeres de diferentes etnias con ojos grandes. Sus pinturas son muy coloridas, con brillos, mezclo telas, maderas, papel acrílico y todo tipo de materiales. También trabaja la resina con materiales naturales, flores, semillas, arenas, creando bisutería única, original, colorida. La ilustración *Un largo camino* la creó después de estar un tiempo de voluntaria cuidando enfermos paliativos en la Asociación Española contra el Cáncer. Las libélulas simbolizan el poder de la transformación y la creatividad en la vida. Puede representar una nueva perspectiva o una nueva dirección, enredando sus caminos entre sí por los obstáculos, bajones, idas y venidas de la enfermedad.

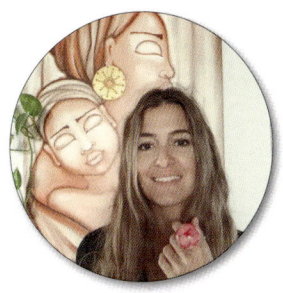

Instagram @melina_martin; Facebook Melina Martín; Mail. Mcliodalisk@hotmail.com

José Luis Martín Vela a los 35 años empezó a interesarme por el mundo de la fotografía. Rápidamente creció su interés por el mundo de la imagen y se formó en fotografía, editor, montador de vídeo y técnico superior en gráfica publicitaria en la Escuela de Artes de Almería. Ha impartido clases de fotografía en el Centro de la Mujer durante 8 años y ha colaborado con empresas y asociaciones en diversos proyectos de publicidad. Cuando le propusieron esta colaboración no dudó ni un segundo, ya que cree firmemente en el poder de las imágenes para contar historias y transmitir emociones. Expresa su admiración a las mujeres que con valentía y resiliencia nos demuestran que la actividad física y el deporte es nuestro mejor aliado para encontrar el bien estar. Espera que este libro inspire y motive a otras mujeres a dar un paso al frente.

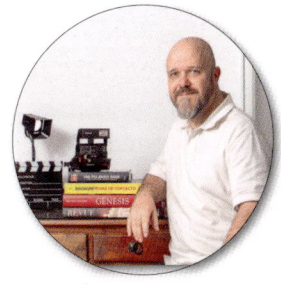

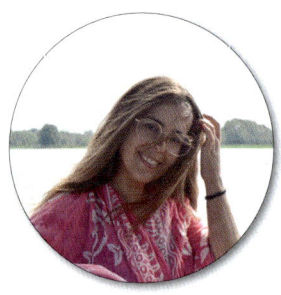

Lucía Mirallés nació en Granada en 1991 donde estudió Biología y se especializó en Biodiversidad Marina, lo que marcará toda su obra. Ha participado en varios proyectos de conservación marina en lugares como Grecia, Panamá, El estrecho de Gibraltar o la Patagonia Argentina. Los temas que atraviesan su obra guardan una fuerte relación con la naturaleza y el feminismo, centrando sus ilustraciones en retratos, ya sean de animales, entornos marítimos, mujeres… con una interpretación personal muy unida a fuentes de inspiración como los lugares donde ha vivido, su ciudad, Granada, o la poesía y la música. Ha participado en exposiciones en el Palacio de la Madraza o el Cuarto Real de Santo Domingo y en proyectos de ilustración científica en museos y organismos nacionales e internaciones. La ilustración *La Granaína* es una ilustración que se realiza como resultado de la añoranza de Lucy Miralles a su Granada natal. Ella llevaba a Granada en el corazón y así lo refleja. No obstante, cuando empieza a difundir la obra, aparecen otras lecturas de mujeres —algunas diagnosticadas con cáncer de mama— que afirmaban sentir sus pechos como granadas que en cualquier momento pueden estallar.

https://luciamiralles.com.es/
@luciamiralles_art

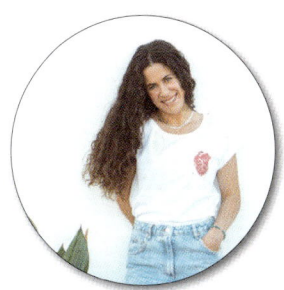

Cristina Otero Sabio es activista, bióloga marina y artista. La carrera profesional de Cristina se ha centrado en la conservación de los cetáceos desde el inicio. Estudió biología en Granada, realizó un máster en Portugal e Irlanda y completó sus estudios de doctorado en Italia. Además de su pasión por la ciencia, siempre se ha interesado por el arte. Sus obras principalmente consisten en acuarelas en las que representa el mundo marino y la conexión entre los seres humanos y la naturaleza. También aborda temas sociales, como el feminismo. Ha participado en exposiciones y eventos artísticos en España, Italia y Bélgica. Ha colaborado con marcas como Massimago y Hukibox, así como, con organizaciones medioambientales como EurOcean, Nereide, Innocena, El Cachalote Project y Tethys Marine Institute. En la actualidad, combina su carrera científica como bióloga marina con el arte, que se ha convertido en una parte fundamental de su vida en los últimos años.

Email: akrisworld@gmail.com
@akris.painting

Rocío Pérez Martínez —alias Rocío La Pequeña – (Molina de Segura, 1991).

Dibuja desde que tiene recuerdo. Hace el bachiller de arte, estudió Bellas Artes y después ilustración. Ha ido buscando su estilo, ilustrando libros de otras personas, discos, encargos personalizados. Suele trabajar en analógico con acuarela, lápiz de color y grafito sobre papel. Ha participado en exposiciones colectivas y también ha expuesto en solitario. En 2019 decidió estar más activa en redes sociales y creó su personaje Amanda Manda con la que hace viñetas, desde un pensamiento crítico, abogando por los derechos humanos y hablando sobre la amistad, el aprendizaje personal y lo cotidiano. También crea ilustraciones personalizadas para que las personas se sientan valiosas a través de su historia y hace talleres relacionados con la ilustración y la creatividad. En 2020 publicó su primer libro, escrito e ilustrado por ella, *Cuentos para viajes propulsados* y ha creado una pequeña marca sostenible y respetuosa con el medioambiente y las personas.

www.rociolapequena.com
@rociolapequena_ilustración.

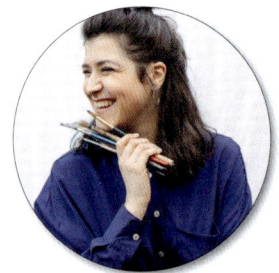

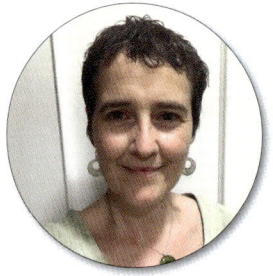

Maite Raya Porcel es madre, superviviente de cáncer y atleta en la UAPO Granada. Apasionada por la Educación Real® para la infancia y la adolescencia.

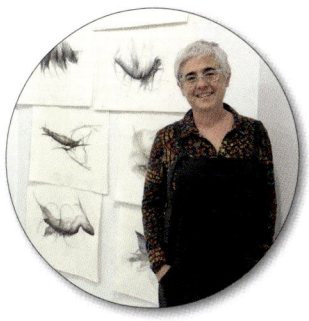

Bárbara Shunyí nació en 1966 en Cádiz, España, estudió Bellas Artes en la Universidad de Sevilla. Ha expuesto en galerías de todo el mundo, viajera incansable, quedó atrapada por el arte y las tradiciones de Oriente hace ya mucho tiempo. Ha vivido en diversos países europeos. En 2007 se trasladó a Pekín, invitada por el Massachusetts College of Art and Design de Boston. En 2008 recibió el Premio de Artes Plásticas por su obra inspirada en Oriente. Sus ilustraciones sobre «El Guisante Cabrón», expresada a través de la serie HUESITOS narra su experiencia en la detección de un cáncer: *no es necesario que vengas conmigo, es solamente una mamografía de rutina. Y…. ÉL estaba allí, esperando, silencioso, escondido, era el guisante cabrón. Fue así como mi vida dio un giro y me convertí en una mujer más con cáncer de mama.* Estas obras son un reflejo de esos sentimientos, canalizados a través del arte.
El médico cirujano, con gran maestría, me quitó ese «guisante» del cuerpo, pero yo lo estoy expulsando de mi mente, de mi cabeza, mientras dibujo, dibujo y dibujo.

https://www.barbarashunyi.com/

En este libro también **han colaborado otras investigadoras y profesionales** que han aportado su experiencia y conocimiento, sus relatos y sus miradas diversas al cáncer. Por orden alfabético son:

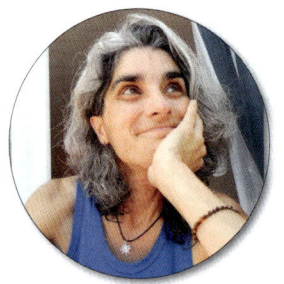

Cristina González Castro es experta en ejercicio y cáncer y divulgadora. Con carreras universitarias en Radioterapia y Oncología, así como en Ciencias del Deporte, la Salud y el Ejercicio. Posgrado en Psicología Positiva Aplicada y Psicología del Coaching. Pionera en implementar la marcha nórdica como intervención en el campo de la oncología. Apasionada por aprender, por las personas y por intentar mejorar nuestra experiencia vital.

www.4trebol.com
@cristina4trebol

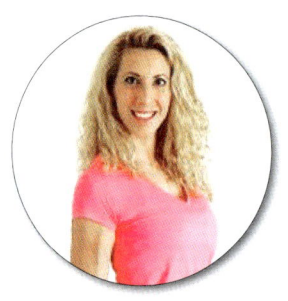

Carolina González Fernández es entrenadora personal. Licenciada en Ciencias de la Actividad Física y el Deporte, Máster en Entrenamiento Personal, especialista en anatomía funcional y ejercicio correctivo, especialista en ejercicio físico y cáncer de mama, experta en prescripción de ejercicio para poblaciones especiales. Profesora de OWA con certificación de ejercicio y cáncer de mama, divulgadora de vida. Atleta internacional de fisioculturismo y fitness, deportista de serie, crossfitera y alma libre que necesita el ejercicio para vivir. En su trabajo ayuda a muchas pacientes a través del ejercicio a mejorar su calidad de vida e intenta contagiar su filosofía de luz en este pozo oscuro… *porque si yo pude tú también puedes.*

Diana Jiménez Rodríguez es Profesora Titular de la Universidad de Almería en el área de Enfermería con amplia trayectoria en la docencia y en la investigación. Tiene un perfil polifacético por ser Enfermera y Antropóloga y Doctora en Ciencias Sociales y de la Salud. Además, se ha formado en habilidades socioemocionales. Con líneas de trabajo en el campo de la promoción de la salud y la prevención de temáticas de interés como la detección de la violencia de género, la relación de ayuda. Es especialista en el acompañamiento al duelo y relaciones difíciles. Ha sido nominada en 2 ocasiones a los Premios EDUCA ABANCA como mejor docente, siendo la novena mejor docente de España en 2020. Desde la Universidad genera sinergias con diferentes sectores de la sociedad como, por ejemplo, con los Distritos Sanitarios de Almería mediante la colaboración en la formación continua de profesionales sanitarios y proyectos de investigación. Es una persona sincera que tiende a la ayuda, clara, honesta, profesional, mediadora y comprometida con las personas.

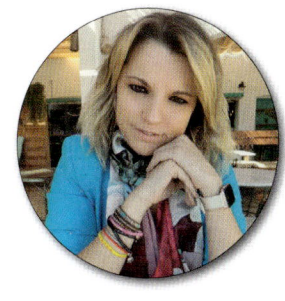

Sonia Martínez es cantante y compositora de música conciencia y de conocimiento interior. Eventualmente trabaja también como enfermera en un centro de atención primaria. Su visión de la vida cambió desde que le diagnosticaron cáncer de mama en el año 2019. Decidió tomar un camino de sanación natural y experimentar el potencial que tenía el cuerpo para curarse así mismo. Autora del libro *Palabras que sanan: cuando decidí que el diagnóstico de cáncer no me haría enfermar* y del poemario *Presencia*. También ha grabado dos EP: *Y entonces pasa* y *En círculo bailamos*. Su nombre artístico es SoniAMar.

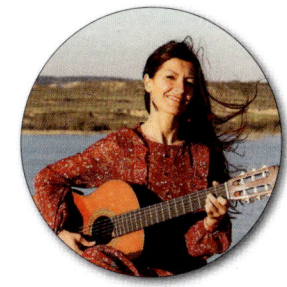

Sus redes sociales son: @sonimartinezmusic

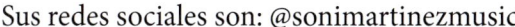

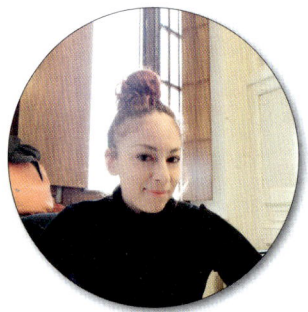

María Sánchez Sánchez es Trabajadora Social. Tiene estudios del grado de Trabajo Social, Máster en Estudios de Género, Máster en Investigación Educativa, Máster de Profesorado y Doctora en Educación. Pertenece al Grupo de Investigación ProCie (Profesorado, Comunicación e Investigación Educativa). Forma parte del grupo de Innovación y Buenas Prácticas LabCorpoEDuca-M de la Universidad de Almería. Ha trabajado en el Instituto Andaluz de la Mujer como Técnica de Coeducación. Actualmente es trabajadora social de la Cruz Roja

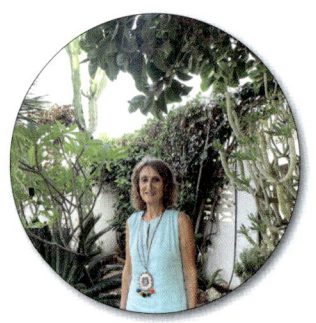

Rosa Vázquez Sousa estudió Medicina en la Universidad de Granada. Especializada en patología mamaria. Máster de Salud Pública en ULB (Universidad libre de Bruselas). Especialidad de radiología en el hospital universitario de Lieja (Bélgica). Actualmente es Radióloga en el Hospital Torrecárdenas (Almería) y presidenta de la Asociación Proyecto Mariposa

Agradecimientos

Al proyecto Efican, al Servicio de Deportes de la Universidad de Almería y al Patronato Municipal de Deportes del Ayuntamiento de Almería. Nos han dado la oportunidad de contactar con las mujeres que han hecho posible llevar y confiar en una investigación cualitativa, en un tema tan delicado y sensible como es el cáncer de mama.

A las mujeres participantes y a todas las colaboraciones cedidas a este libro de otras mujeres y hombres. La importancia de la escucha, tanto de las mujeres como de las investigadoras, implica una serie de consideraciones éticas en este tipo de investigación. De ahí, que el respeto a sus voces y a sus testimonios sea una responsabilidad presente y un compromiso académico e investigativo. Nuestro agradecimiento profundo al proceso vivido y aprendizaje con las mujeres entrevistadas y con las personas que han brindado su obra, sus relatos y su trabajo para hacer de este libro un encuentro con el cáncer desde el respeto y el amor.

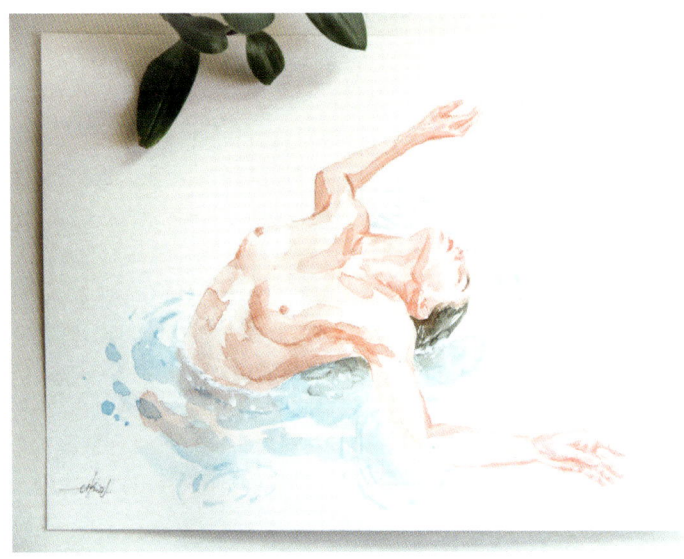

Woman lake
@Akris.painting

Referencias

Queremos dejar constancia de nuestro interés por visibilizar el nombre propio de las personas autoras de la literatura consultada como gesto reivindicativo e igualitario. Sin embargo, en aquellas en las que no ha sido posible identificar el nombre completo se referencia con la inicial.

Ahmed, Sara (2015). *La política cultural de las emociones*. Ciudad de México. Instituto Universitario de Estudios de Género

Angilletta, María Florencia (2017). Tecnologías de género ante el cáncer: los casos de Barbie pelada y la negación de Lorde a la prótesis mamaria. *Questión, 1*(46), 1-10. https://perio.unlp.edu.ar/ojs/index.php/question/article/view/2479

Armes Joe, Crowe Maggie, Colbourne Lynne, Morgan Helen, Murrells Trevor, Oakley Catherine, Palmer Nigel, Ream Emma, Young Annie, y Richardson Alison (2009). Patients' supportive care needs beyond the end of cancer treatment: a prospective, longitudinal survey. *J Clin Oncol 27*, 6172–6179. https://doi.org/10.1200/JCO.2009.22.51

Blanco, Rafaela (2010). Imagen corporal femenina y sexualidad en mujeres con cáncer de mama. *Index Enferm,* 19(1), 24-28. Disponible en: http://scielo.isciii.es/scielo.php?script=sci_arttextypid=S1132-12962010000100005ylng=esynrm=iso

Braidotti, Rosi (2004). *Feminismo, diferencia sexual y subjetividad nómade*. Gedisa

Burg Mary Ann, Adorno Gail, López Ellen, Loerzel Victoria, Stein Kevin, Wallace Cara, y Sharma Dinghy Kristine. (2015). Current unmet needs of cancer survivors: analysis of open-ended responses to the American Cancer Society Study of Cancer Survivors II. *Cancer 121*, 623-630. https://doi.org/10.1002/cncr.28951

Cadet Tamara, Burke Shanna, Naseh Mitra, Grudzien Adrienne, Kozak Rebecca, Romeo Jessica, Bullock Karen, y Davis Cindy (2021). Examining the Family Support Role of Older

Hispanics, African Americans, and Non-Hispanic Whites and Their Breast Cancer Screening Behaviors. *Soc Work Public Health, 36*(1), 38-53. https://doi.org/10.1080/19371918.2020.185 2993

Cano Julieta, y Hasicic Cintia (2016, November). El cuerpo como lienzo: praxis de mujeres artistas con cáncer de mama. In *II Jornadas de Género y Diversidad Sexual (GEDIS)* (La Plata, 27 y 28 de octubre de 2016)

Capelán Marta, Luca Nicoló, McLoughlin Anne, Maidens Vivienne, Snuggs Nikki, Slyk Patrycja, Peckitt Clare, y Ring Alistair (2017). The prevalence of unmet needs in 625women living beyond a diagnosis of early breast cancer. *British Journal of Cancer, 117*, 1113-1120. https://doi.org/10.1038/bjc.2017.283

Charmaz, Kathy (2012). The power and potential of grounded. *Medical Sociology Online, 6*(3), 1-15.https://www.britsoc.co.uk/files/MSo-Volume-6-Issue-3.pdf

Clandinin, Jean (2013). *Engaging in Narrative inquiry.* Left Coast Press

Coll-Planas, Gerard y Visa-Barbosa, Mariona. (2015). La cicatriz (in)visible La representación del cuerpo en blogs de mujeres con cáncer de mama. *Política y Sociedad, 52*(2), 487-507. Disponible en: http://hdl.handle.net/10854/4172

Contreras, José y Manrique, Guiomar (2021). Abrir caminos, emprender viajes: El currículum como experiencia de apertura. *Aula Abierta, 50*(3), 665-672. https://doi.org/10.17811/rifie.50.3.2021.665-672

Denzin Norman y Lincoln Yvonna (2015). *Métodos de recolección y análisis de datos. Manual de Investigación Cualitativa*, Vol IV. Gedisa

Department of Health (2011). Improving outcomes:a strategy for cancer http://www.gov.uk/government/uploads/system/uploads/attachment_data/file/213785/dh_123394.pdf.

Dieli-Conwright Christina, Courneya Kerry, Demark-Wahnefried Wendy, Sami Nathalie, Lee Kyuwan, Buchanan Thomas, Spicer Darcy, Tripathy Debu, Bernstein Leslie y Mortimer Joanne. (2018). Effects of Aerobic and Resistance Exercise on Metabolic Syndrome, Sarcopenic Obesity, and Circulating Biomarkers in Overweight or Obese Survivors of Breast Cancer: A Randomized Controlled Trial. *J Clin Oncol 36* (9), 875-883. https://doi.org/10.1200/JCO.2017.75.7526

Duran, María Ángeles (2003). *Diario de Batalla, mi lucha contra el cáncer.* Madrid. Ed. Aguilar

Fernández, Odile (2023). *Hábitos que te salvarán la vida.* Planeta. ISBN: 978-8408270454

Fernández-Lázaro Diego, Mielgo-Ayuso Juan, Caballero-García Alberto, Martínez Alfredo, Lázaro María Paz y Fernández-Lázaro César (2020). Actividad física en pacientes oncológicos de cáncer de mama: ¿Terapia médica deportiva no farmacológica? Revisión sistemática. *Arch. med. deporte*, 266-274. Disponible en: https://archivosdemedicinadeldeporte.com/articulos/upload/rev02_Fernandez_Lazaro.pdf

Fontana Andrea y Frey James (2015). La entrevista. In N. K. Denzin, y Y. Lincoln (Coords.), *Manual de investigación cualitativa* (vol. 4, pp. 140-202). Gedisa

Galler, Roberta (1984). The Myth of the Perfect Body. En C. Vance. *Pleasure and danger: Exploring female sexuality* (pp. 165-172). Routledge y Kegan Paul

García-Huidobro, Rosario (2016). *Diálogos, desplazamientos y experiencias del saber pedagógico: Una investigación biográfica narrativa con mujeres artistas-docentes* [Tesis de doctorado]. Universitat de Barcelona. http://hdl.handle.net/10803/396195

García Roca María Elena, Rodríguez-Arrastia Miguel, Hernando Carlos, Folch-Ayora, Ana, Ropero-Padilla, Carmen, Temprado-Albalat María Dolores, Boldo-Roda Ana y Collado-Boira Eladio (2022). Breast Cancer Patients' Experiences with Online Group-Based Physical Exercise in a COVID-19 Context: A Focus Group Study. *J. Pers. Med., 12* (3), 356. https://doi.org/10.3390/jpm12030356

García-Roca María Elena, Catalá-Vilaplana Ignacio, Salas-Medina Pablo, Suarez-Alcazar Pilar, Hernando Carlos, Folch-Ayora Ana, Baliño Pablo y Collado-Boira, Eladio (2024). Effect of a Long-Term Online Home-Based Supervised Exercise Program on Physical Fitness and Adherence in Breast Cancer Patients:

A Randomized Clinical Trial. *Cancers, 16*, 1912. https://doi.
org/10.3390/cancers16101912

Harrington Cherise, Hansen Jennifer, Moskowitz Michal, Todd
Briana y Feuerstein Michael (2010). It´s not over when it´s
over: long-term symptoms in cancer survivors- a systematic review. *Int J Psychiatry Med 40*, 163–181. https://doi.
org/10.2190/PM.4

Harrison, S.E., Watson, E.K., Ward, A.M., Khan, N.F., Turner,
D., Adams, E., Forman, D., Roche, M.F., y Rose, P.W. (2011).
Primary health and supportive care needs of long-term cancer
survivors: a questionnaire survey. *J Clin Oncol 29*, 2091–2098.
https://doi.org/10.1200/JCO.2010.32.5167

Hernández-Hernández, Fernando y Sancho-Gil, Juana María
(2020). La investigación sobre historias de vida: De la identidad humanista a la subjetividad nómada. *Márgenes: Revista de
Educación de la Universidad de Málaga, 1*(3), 34-45. https://doi.
org/10.24310/mgnmar.v1i3.9609

Hewitt María, Bamundo Annette, Day Rebecca y Harvey Catherine
(2007). Perspectives on posttreatment cancer care: qualitative
research with survivors, nurses, and physicians. *J Clin Oncol 25*,
2270-2273. https://doi.org/10.1200/JCO.2006.10.0826

Javan-Biparva Akbar, Raoofi Samira, Rafiei Sima, Masoumi
Maryam, Doustmehraban Maryam, Bagheribayati Farzaneh,
[...], Ahmad Ghashghaee (2023). Global depression in
breast cancer patients: Systematic review and meta-analysis.
PLoS ONE 18(7), e0287372. https://doi.org/10.1371/journal.
pone.0287372

Lara Héctor, Vidargas Beatriz y Bernal Maricela (2003). Depresión
y miedo a la muerte en pacientes con cáncer de mama. *Rev
Neurol Neurocir Psiquiat., 36*(2), 55-59.

Leite-Méndez Analía y Rivas-Flores, José Ignacio (2021).
Una mirada rizomática de las narrativas. *Rutas de
Formación: Prácticas y Experiencias, 12*, 14-26. https://doi.
org/10.23850/24631388.n12.2021.3804

Liedo, Belén (2022). Juntas y revueltas: la sororidad en el feminismo contemporáneo. *Recerca, Revista de Pensament i Anàlisi, 27*
(2),1-22. http://dx.doi.org/10.6035/recerca.6539

Lorde, Audre (2008 [1980]). *Los Diarios del cáncer.* Rosario: Hipólita Ediciones.

Mareño-Sempertegui, Mauricio (2021). Una aproximación a la Teoría Crip: la resistencia a la obligatoriedad del cuerpo normativo. *Argumentos. Revista de crítica social, 24,* 377-429. https://publicaciones.sociales.uba.ar/index.php/argumentos/article/view/6987

Miranda e Silva, Nuno (2022). Grounded theory para iniciantes: Contributo para a investigação em educação. *Cadernos de Pesquisa, 52,* Artigo e08563. https://doi.org/10.1590/198053148563

Noriega Blanca, Walhs Emily, Penedo Frank, Thomas Jessica, Horner Fiona, Torzewski Joanna, Gradishar Willian, Victorson David y Moreno Patricia (2023). Coping strategies and psychosocial resources among women living with metastatic breast cancer: A qualitative study. *Journal of Psychosocial Oncology, 42*(3), 381-397. https://doi.org/10.1080/07347332.2023.2254754

Palacios-Espinosa Ximena, Lizarazo Ana, Moreno Karen y Ospino, Julio (2015). El significado de la vida y de la muerte para mujeres con cáncer de mama. *Avances En Psicología Latinoamericana, 33*(3), 455–479. https://doi.org/10.12804/revistas.urosario.edu.co/apl/a.3221

Paulo Filomena, Ferreira Manuela y Filho Reginaldo (2021). Contributo das terapias integrativas na sexualidade da mulher com neoplasia da mama: scoping review. *Revista de Investigação y Inovação em Saúde, 4*(1), 99-110. https://doi.org/10.37914/riis.v4i1.143

Prados-Megías, María Esther y Rivas, José Ignacio (2017). Investigar narrativamente en educación física con relatos corporales. *Revista del Instituto de Investigaciones en Educación, 8*(10), 82-99. http://dx.doi.org/10.30972/riie.8103654

Ramírez Karol, Acevedo Francisco, Herrera María Elisa, Ibáñez Carolina y Sánchez César (2017). Actividad física y cáncer de mama: un tratamiento dirigido. *Revista médica de Chile, 145*(1), 75-84. http://dx.doi.org/10.4067/S0034-98872017000100011

Rodríguez-Reinado Carmen, Delgado Ana y Alguacil Juan (2020). El cuerpo y sus reconfiguraciones: relatos de mujeres con cáncer de mama. *European Journal of Health Research, (EJHR)*, 6(2), 121-131. https://doi.org/10.30552/ejhr.v6i2.210

Richards, M., Corner, J., y Maher, J. (2011). The National Cancer Survivorship Initiative: new and emerging evidence on the ongoing needs of cancer survivors. *Br J Cancer 105*(1), S1–S4. https://doi.org/10.1038/bjc.2011.416

Rivas-Flores, José Ignacio y Cortés-Gonzáles, Pablo (coords.) (2013). *Cruce de caminos: el desarrollo de subjetividades y la construcción como investigador/a a través de los relatos biográficos.* Universidad Autónoma de Chiapas : CeCol

Rivas-Flores José Ignacio, Leite-Méndez Analía y Prados-Megías María Esther (2014). Algunas reflexiones para abrir caminos. En J. I. Rivas-Flores, A. E. Leite-Méndez, y M. E. Prados-Megías (Coords.), *Profesorado, escuela y diversidad: La realidad educativa desde una mirada narrativa* (pp. 15-19). Aljibe.

Rivera-Garretas María Milagros (2012). *El amor es el signo: Educar como educan las madres.* Sabina Editorial.

Romieu Isabelle, Biessy Carine, Torres-Mejía Gabriela, Ángeles-Llerenas Angélica, Sánchez Gloria, Borrero Mauricio, Ossa Carlos, Porras Carolina, Rodríguez Ana, Ocampo Rebecca, Garmendia María Luisa, Bustamante Eva, Olivier Magali, Porter Peggy y Rinaldi Sabina (2019). Project profile: a multicenter study on breast cancer in young women in Latin America (PRECAMA study). *Salud Pública De México*, 61(5, sep-oct), 601-608. https://doi.org/10.21149/10466

Rondon Archila, Dayanna (2018). Mecanismos adaptativos a los retos del cáncer de mama: Historias de vida [*Trabajo de Grado Pregrado, Universidad de Pamplona*]. Repositorio Hulago Universidad de Pamplona. http://repositoriodspace.unipamplona.edu.co/jspui/handle/20.500.12744/2195

Runowicz Carolyn, Leach Corinne, Henry Lynn, Henry Karen, Mackey Heather, Cowens-Alvarado Rebecca, Cannady Rachel, Pratt-Chapman Mandi, Edge Stephen, Jacobs Linda, Hurria Arti, Marks Lawrence, LaMonte Samuel, Warner Ellen, Lyman Gary y Ganz Patricia (2016). American Cancer Society/ American Society of Clinical Oncology Breast Cancer

Survivorship Care Guideline. *CA Cancer J Clin, 66*, 43-73. https://doi.org/10.3322/caac.21319

Sánchez María y Prados-Megías María Esther (2023). Prácticas creativas y vínculos afectivos en el aula. Un estudio narrativo. *Cadernos de Pesquisa, 53* (1), SSN-e 1980-5314. https://doi.org/10.1590/1980531410076

Sanft Tara, Harrigan Maura, McGowan Coutney, Cartmel Brenda, Zupa Michelle, Li Fang-Yong, Ferruci Leah, Caguyen Thai, Neuhouser Marian, Hershman Sawn, Basen-Engquist Karen, Jones Beth, Knobf Tish, Chagpar Anees, Silber Andrea, Tanasijevix Anna, Ligibel Jennifer y Irwin Melinda (2023). Randomized Trial of Exercise and Nutrition on Chemotherapy Completion and Pathologic Complete Response in Women With Breast Cancer: The Lifestyle, Exercise, and Nutrition Early After. *Journal of Clinical Oncology, 41* (34), 5285-5295. https://doi.org/10.1200/JCO.23.00871

Sebastián Julia, Manos Dimitra, Bueno María José y Mateos Nuria (2007). Imagen corporal y autoestima en mujeres con cáncer de mama participantes en un programa de intervención psicosocial. *Clínica y Salud, 18*(2), 137-161. Disponible en: http://scielo.isciii.es/scielo.php?script=sci_arttext&pid=S1130-52742007000200002ylng=esynrm=iso

Signorelli Christina, Lim-Høeg Beverley, Centeno Isabel, Estapé Tania, Fischer Peter, Lam Wendy, Levkovich Inbar, Manne Sharon, Miles Anna, Mullen Louise, Nekhlyudov Larissa, Sade Cristina, Shaw Joanne, Singleton Anna, Travado Luzia, Tsuchiya Miyako, Lemmen Jesse, Li Jie y Jefford Michael (2024). International Survey of Psychosocial Care for Cancer Survivors in Low-/Middle- and High-Income Countries: Current Practices, Barriers, and Facilitators to Care. *JCO Global Oncol 10*:e2300418. https://doi.org/10.1200/GO.23.00418

Soriano-Maldonado Alberto, Díez-Fernández, David, Esteban-Simón Alba, Rodríguez-Pérez Manuel, Artés-Rodríguez Eva, Casimiro-Artés, Miguel Ángel y Casimiro-Andújar Antonio (2023). Effects of a 12-week supervised resistance training program, combined with home-based physical activity, on physical fitness and quality of life in female breast cancer survivors:

the EFICAN randomized controlled trial. *Journal of Cancer Survivorship, 17,* 1371-1385 https://doi.org/10.1007/s11764-022-01192-1

Suárez Daniel y Dávila Paula (2018). Documentar la experiencia biográfica y pedagógica: La investigación narrativa y (auto) biográfica en educación en Argentina. *Revista Brasileira de Pesquisa (Auto)Biográfica, 3*(8), 350-373. https://doi.org/10.31892/rbpab2525-426X.2018.v3.n8.p350-373

Suárez-Alcázar María Pilar, García-Roca María Elena, Collado-Boria Eladio, Racha-Ponce Paula, Temprado-Abalat María Dolores, Baliño Pablo, Muriach María, Flores-Buiils Raquel, Salas-Medina Pablo, Hernando Carlos y Floch-Ayora Ana (2024). Exercise and Quality of Life (QoL) in Patients Undergoing Active Breast Cancer Treatment—Comparison of Three Modalities of a 24-Week Exercise Program-A Randomized Clinical Trial. *Healthcare, 12*(11), 1107. https://doi.org/10.3390/healthcare12111107

Valdivieso Manuel, Kujawa Ann, Jones Tisha, Baker Laurence (2012). Cancer survivors in the United States: a review of the literature and a call to action. *Int J Med Sci 9*(2), 163–173. doi:10.7150/ijms.3827. https://www.medsci.org/v09p0163.htm

Vassão Felipe, Rodrigues Luciene, Moraes Graciana y De Domenico Edvane (2018). Approach to sexuality in the care of cancer patients: barriers and strategies. *Acta Paul Enferm., 31*(5), 564-571. https://doi.org/10.1590/1982-0194201800078

Vázquez-Ortiz Jerónima, Antequera Rosario y Blanco Idelfonso (2010). Ajuste sexual e imagen corporal en mujeres mastectomizadas por cáncer de mama. *Psicooncología, 7*(2), 433-451. Disponible en: https://revistas.ucm.es/index.php/PSIC/article/view/PSIC1010220433A

Villatoro-Reyes, Álvaro y Cruzado, Juan Antonio. (2023). Eficacia de los tratamientos psicológicos para el miedo a la recurrencia del cáncer de mama. *Psicooncología, 20,* 219-254. https://dx.doi.org/10.5209/ psic.91524